Heidelberger Schriften zur Musikt[heorie]

Heidelberger Schriften zur Musiktherapie Band 6

Herausgegeben von der
Stiftung Rehabilitation, Heidelberg

Gustav Fischer Verlag • Stuttgart • Jena • New York

1992

Meta-Musiktherapie

Wege zu einer Theorie der Musiktherapie

Von
Even Ruud
und
Wolfgang Mahns

Mit einem Vorwort
von Johannes Th. Eschen

Gustav Fischer Verlag · Stuttgart · Jena · New York

1992

Anschriften der Autoren:

Dr. phil. Even Ruud
Møllefaret 16 c
N-0750 Oslo
Norwegen

Dozent Wolfgang Mahns
Ernst Alberstrasse 35
D-2000 Hamburg
Bundesrepublik Deutschland

Die Deutsche Bibliothek – CIP-Einheitsaufnahme

Ruud, Even:
Meta-Musiktherapie: Wege zu einer Theorie der Musiktherapie / von Even Ruud und Wolfgang Mahns. Mit einem Vorw. von Th. Eschen. – Stuttgart ; Jena ; New York : G. Fischer, 1992
  (Heidelberger Schriften zur Musiktherapie ; Bd. 6)
  ISBN 3-437-11422-0
NE: Mahns, Wolfgang:; GT

Copyright © 1991 by Norsk Musikforlag AS, Oslo

Rechte für Deutschland, Österreich und Schweiz:
Gustav Fischer Verlag • Stuttgart • Jena • New York
Wollgrasweg 49 • 7000 Stuttgart 70
Alle Rechte vorbehalten

Printed in Norway

INHALT

VORWORT 5

EINLEITUNG 7
Wie dies Buch entstanden ist 10
Das Anliegen der Autoren 12
Für wen ist das Buch? 13
Das große "I" und andere, nicht nur technische Fragen 14

KAPITEL 1
MUSIKTHERAPIE ZWISCHEN GESUNDHEITSBERUF UND MODETREND
Was ist Musiktherapie? 18
Eine neue romantische Konzeption? 23
Auf dem Weg zu einer rationalen Theorie 25

KAPITEL 2
DAS MEDIZINISCHE MODELL
Kritik am somatischen Krankheitsbegriff in der Psychiatrie I
- Der Begriff der Geistesstörung - 33
Kritik am somatischen Krankheitsbegriff in der Psychiatrie II
- Nicht die Menschen sind krank, sondern die Institution - 36
Kritik am mechanistischen Musikkonzept
- Musik als gelernter Code 38
Zusammenfassung 43

KAPITEL 3
PSYCHOANALYTISCHE THEORIEN
Musikbegriff und psychoanalytische Theoriebildung 46
Die Sprache der Musik 47
Die Entwicklung der musikalischen Sprache 48
Innerpsychische Quellen von Musik 49
Musik und Gefühle 53
Die Struktur der Musik 53
Die Persönlichkeit des Musikers 56
Die Funktion von Musik 59
Psychoanalytische Theorie und musiktherapeutische Praxis 64
Möglichkeiten und Grenzen der psychoanalytischen Theorien
für die Musiktherapie 68
Ausbildung von MusiktherapeutInnen 72
Zusammenfassung 75

KAPITEL 4
DAS LERNTHEORETISCHE MODELL
Musik als Verstärker 80
Beispiele für einen Einsatz von Musik als Verstärker 82
Eine Musiktherapie-Technologie 87
Verhalten und Bewußsein 89
Der Behavioristische Akzent 91
Weitergehende Ansprüche an Therapie 94
Ausbildung von MusiktherapeutInnen 95
Zusammenfassung 96

KAPITEL 5
HUMANISTISCHE UND EXISTENZIALISTISCHE WEGE
Die "Dritte Kraft" in der Psychologie 100
Hauptaxiome der humanistischen Psychologie 102
Der Einfluß der existenzialistischen und phänomenologischen
Philosophie 104
Die Beziehungstherapien 107
Die Musiktherapie von Paul Nordoff und Clive Robbins 109
Musiktherapie und Erfahrung in der Organisation des Selbst 110
Musik und "Peak-Experience" 112
Neue Entwicklungen 113
Qualitative Forschungsmethoden 115
Einschätzung der humanistisch-existenzialistischen Methode 119
Kritik am humanistisch-existenzialistischen Ansatz 120
Ausbildung von MusiktherapeutInnen 121
Zusammenfassung 122

KAPITEL 6
DAS MUSIKKONZEPT IN DER MUSIKTHERAPIE
Das Problem der Repräsentation musikalischer Erfahrungen 127
Die gegenwärtigen Entwicklungen 128
Musik als unverwechselbarer Reiz 129
Musik als Kommunikation 130
Musik als nonverbaler, emotionaler Ausdruck 131
Erfahrung, Lernen, Kontext 132

KAPITEL 7
DIE BEZIEHUNG VON MUSIKAUFFASSUNG, MENSCHENBILD
UND THERAPIEBEGRIFF IN DER MUSIKTHERAPIE
Der Mensch als Organismus 137
Der Mensch als Person 138
Der Mensch als Produkt der Gesellschaft 138
Der handelnde, erlebende und improvisierende Mensch 140
Das Musikerleben - Vertiefung und Verständnis 141

SCHLUßBEMERKUNG:
META-MUSIKTHERAPIE ALS UTOPIE 145

ANHANG:
1. LITERATURVERZEICHNIS 149
2. SACHREGISTER 161
3. PERSONENREGISTER 167
4. ANGABEN ZU DEN AUTOREN 169

VORWORT

Nach jahrelangem Ringen um die Einrichtung und Konsolidierung von Musiktherapie-Studiengängen rückt nun mehr und mehr ins Zentrum der Aufmerksamkeit vieler Musiktherapeuten die intensive Beschäftigung mit den schon immer wichtigen Fragen nach den philosophischen, ethischen, gesellschaftspolitischen und wissenschaftstheoretischen Grundlagen unseres Denkens und Handelns, nach dem Menschenbild und dessen Konsequenzen für den Umgang - auch die musiktherapeutische Arbeit - mit den uns anvertrauten Menschen.

Dieses Buch ist eine Ermutigung für alle, die an der Weiterentwicklung von Forschung, Praxis und Lehre der Musiktherapie arbeiten - und zukunftsweisende neue Forschungsansätze wachsen in erfreulich heterogenen praxisbezogenen wissenschaftlichen Teams. Wir wissen, wie schwierig es für uns ist, Paradigmata, die wir schätzten, die aber das Wachstum eigenständiger Musiktherapie-Theorie behindern, sachgerecht umzuschmelzen und für wichtige neue Erfahrungen angemessene Wissenschaftsformen zu schaffen.

In dieser - wissenschaftsgeschichtlich formuliert - Revolutions-Phase ist ein Überblicksband wie META-MUSIKTHERAPIE eine kostbare Zwischenstation, in der Bedeutung m.E. vergleichbar dem NEW YORK SYMPOSIUM 1982 "Music in the Life of Man":

- Gelegenheit, innezuhalten und zu bedenken, welche Denkwege andere Musiktherapeuten und wir beschreiten,
- was die verschiedenen Denkschulen von einander gelernt haben oder vielleicht noch lernen können,
- aus dem Verstehen anderer Positionen neue Aspekte zu gewinnen für Präzisierung, Revision und Fortschreibung eigener Denk- und Wissenschaftsansätze und
- neue Zugriffe zu wagen.

META-MUSIKTHERAPIE

Die Perspektive "der improvisierende Mensch" hilft, nicht nur in Therapie-Bezügen zu verharren, sondern zunehmend auch Konsequenzen für Prophylaxe, Pädagogik, Gerontagogik, Manager-Training, Politik etc. zu ziehen.

Gedankengut angrenzender Disziplinen ohne Berührungsängste durchzuforsten, läßt die Achtung vor anderen Wissenschaftlern wachsen und stärkt den Mut, Keime neuer Theorien, die aus eigener Musiktherapie-Praxis stammen, zu hegen und zu pflegen.

Die Musiktherapie-Geschichte zeugt von vielen fruchtbaren Widersprüchen zwischen spekulativem Denken und Empirie. Die in diesem Band akzentuierte Förderung des Kriteriums NACHVOLLZIEHBARKEIT stärkt und stützt entsprechende Tendenzen verschiedener Wissenschaftsschulen und ist m.E. für weitere wissenschafts- und berufspolitische Fortschritte conditio sine qua non.

META-MUSIKTHERAPIE - von Wolfgang Mahns und Even Ruud durch wichtige Publikationen seit 1980 vorbereitet - gibt einen internationalen Querschnitt mit einer Fülle relevanter Literatur (Schwerpunkt: USA/GB/BRD/Skandinavien) und ist auch dadurch höchst anregend für jeden, der sich in diesen Wissenschaftsfeldern umsehen möchte.

Ich wünsche diesem Buch engagierte, kritische, kreative Leser, damit die Wissenschaft Musiktherapie gefördert werde - zugunsten der uns anvertrauten Menschen.

                              Johannes Th. Eschen

EINLEITUNG

MUSIKTHERAPIE - EINHEIT IN DER VIELFALT?

GEGENWÄRTIGE ERSCHEINUNGSFORMEN DER MUSIKTHERAPIE IN DER BRD

In einem Vortrag vor Laien erscheint die Frage "Gibt es *eine* oder *die* Musiktherapie?" noch als echte Frage. In Fachkreisen muß sie rhetorisch genannt werden. Allzu vielfältig sind die individuellen Zugänge zu dieser therapeutischen Disziplin, allzu unterschiedlich die Methoden, Denkhintergründe, Berufsbild-Vorstellungen etc. Um nur ein Beispiel zu nennen:

Es gibt allein in der Bundesrepublik Deutschland - gemessen an der relativ kleinen Zahl musiktherapeutisch Tätiger - eine ganze Reihe von Berufs- und Interessensverbänden sowie autonomen Ausbildungseinrichtungen. Ohne Garantie auf Vollständigkeit sind zu nennen:
- Deutsche Gesellschaft für Musiktherapie (DGMT)
- Deutscher Berufsverband der Musiktherapeuten (DBVMT)
- Berufsverband Klinischer Musiktherapeuten (BKM)
- Berufsverband für Kunst-, Musik- und Tanztherapie
- Musik- und Tanztherapie e.V.
- Gesellschaft für Musikmedizin.

META-MUSIKTHERAPIE

Neben diesen wichtigsten Verbänden existieren Ausbildungseinrichtungen und Institute auf allen Ebenen des Ausbildungswesens sowie neben der größten Fachzeitschrift *Musiktherapeutische Umschau* einige weitere Publikationsorgane. Auf den ersten Blick möchte man seine Hochachtung zum Ausdruck bringen über soviel Meinungsspektrum, Sachkompetenz und ausbildungspolitisches Durchsetzungsvermögen. Es ist nicht von ungefähr, daß manche MusiktherapeutInnen ihre Disziplin in die Nähe der Psychoanalyse bringen - inhaltlich und mit Blick auf deren geschichtliche Entwicklung. Tatsächlich mag es hier einige Analogien geben. Ein gravierender Unterschied ist jedoch u.a. in dem bislang noch in Anfängen begriffenen theoretischen Denken von MusiktherapeutInnen zu sehen, im nur ansatzweise ausgeprägten Ringen um "Wahrheiten" musiktherapeutischer Möglichkeiten und Grenzen.

Als Indiz hierfür können die zahlreichen Tendenzen der Zersplitterung und Abgrenzungssucht gewertet werden, die zuweilen den Charakter von Glaubenskriegen hatten. Dies war bislang eher kontraproduktiv gegenüber dem Ziel der Fundierung und Etablierung einer neuen Therapiedisziplin, stand im übrigen auch im Widerspruch zu den Zielen und Möglichkeiten von Musiktherapie, zu denen stets auch das Stichwort "Integration" zählte. Nicht in allen Fällen jedoch können Abspaltungen oder vorübergehende Abgrenzungsversuche so verstanden werden. Das Beispiel der Forschungsgruppe zur Morphologischen Musiktherapie (vgl. Tüpker 1983) zeigt, wie eine kleine Gruppe von vier KollegInnen autonom und außerhalb staatlicher Regularien und Erwartungshaltungen in der Lage war, zu neuen und grundlegenden Erkenntnissen für Theorie und Praxis einer Disziplin zu gelangen. Eine ähnliche Linie verfolgte der DBVMT, insbesondere in der Zeit nach seiner Loslösung von der "Muttergesellschaft" DGMT - allerdings unter Vernachlässigung berufspolitischen Aufgaben. Dies Feld überließ er weitgehend der DGMT, und zwar nicht i.S. von Aufgabenteilung, sondern als offene oder verdeckte Gegnerschaft.

Was spiegelt sich in diesen Phänomenen wider? Was hat dies alles mit der vorliegenden Abhandlung zu tun?

Zunächst einmal spiegelt sich in den beschriebenen Phänomenen die Polarität musiktherapeutischer Bemühungen wider, die zwischen intensiver Weiterentwicklung inhaltlicher Vorstellungen ("Schulen") und der Spaltung einer Therapiedisziplin als Ganzes in verschiedene Interessensgruppen zu sehen ist. Diese Tendenzen haben sicherlich in jeder Disziplin eine gewisse Logik. Auch sind bewisse Vorzüge partiell separater - und damit von außen unbeinflußter - Entwicklungen nicht zu verkennen. Den-

EINLEITUNG

noch birgt dieser Zustand Gefahren für die Gesamtentwicklung der Musiktherapie:

- Eine öffentliche Präsentation *der* Musiktherapie als Behandlungsangebot der Wahl ist erheblich erschwert.
- Es fehlt eine gemeinsame theoretische Grundlage für musiktherapeutisches Handeln, z.B. hinsichtlich des Konzepts von Musik.
- Auf der Ebene des Austauschs von MusiktherapeutInnen, Musiktherapie-Institutionen und Verbänden geschieht wenig, was Glaubenssätze überwinden hilft. Die eigene Identität ist häufig nur durch Abgrenzung gegen andere zu erreichen, was z.T. zu großer Sprachlosigkeit führt.

Interessanterweise gehört es zu den gängigen Methoden, den jeweiligen Konkurrenten mit Begriffen aus dem Schubladendenken zu belegen, die auf Quantitäten des Gelernten (viel, wenig oder gar keine Selbsterfahrung), auf Qualifikationsniveaus (Zertifikat, Zusatzausbildung, Fachhochschul-Diplom, Hochschuldiplom, Autodidakt) oder auf einen bestimmten Denkhintergrund hinweisen (anthroposophische Musiktherapie, Nordoff und Robbins-Musiktherapie, analytische Musiktherapie u.a.). Auch das Klientel spielt in der gegenseitigen Wertung eine nicht unerhebliche Rolle. So ist es von Belang, ob es einE MusiktherapeutIn mit psychosomatischen PatientInnen oder mit Alkoholkranken, mit Blinden oder mit Geistigbehinderten, mit Schulkindern oder mit Geriatrie-PatientInnen zu tun hat.

Die positive Entwicklung, daß Musiktherapie derzeit im außermedizinischen Bereich die einzige Therapiedisziplin mit Hochschulrang ist, hat ihre Schattenseite womöglich in dem vorgenannten Konfliktpotential. Verbindungslinien zwischen autodidaktisch arbeitenden MusiktherapeutInnen und MusiktherapeutInnen mit "anerkannter" Ausbildung wurden unterbrochen, der Erfolgsdruck einer anerkannten oder besser anzuerkennenden Disziplin schafft eine Spaltung in erfolgversprechende und weniger aussichtsreiche Praxisfelder, Ausbildungsordnungen beinhalten Lernstoff, der vorgeschrieben wird, noch ehe er (hochschul)didaktisch begründet wurde.

Wir wollen mit Meta-Musiktherapie Überblick ermöglichen, Einblicke auch in - vom jeweiligen Standpunkt aus betrachtet - fremde Territorien schaffen, um damit ein Stück Integration zu leisten, die Verschiedenheit zuläßt, ohne meinungslos zu sein. Zuvor jedoch einiges zur Entstehung dieses Buchs.

META-MUSIKTHERAPIE

Wie dies Buch entstanden ist

Vor genau 10 Jahren fiel mir (W.M) während meiner Musiktherapie-Ausbildung (Mentorenkurs Musiktherapie in Herdecke) das Manuskript einer englischsprachigen Arbeit in die Hände. Sie trug den Titel: *Music Therapy and its Relationship to Current Treatment Theories*. Autor war Even Ruud, der diese Abhandlung als Abschlußarbeit seiner Florida State University Musiktherapie-Ausbildung vorgelegt hatte und darauf als kleines Bändchen veröffentlichte. Es war randvoll mit Theorien, Ansätzen, Namen und kritischen Analysen. Zunächst fand ich nicht den rechten Zugang, befand ich mich doch mitten in der Auseinandersetzung um die "reine Lehre" der Musiktherapie, erlebte die Fraktionen "Analytische Musiktherapie" und "Nordoff/Robbins- Musiktherapie" im Glaubensstreit, suchte meine eigene Identität vor dem Hintergrund meiner mehr pädagogisch orientierten Arbeit mit Kindern. Dabei schien mir Evens Arbeit zunächst wenig Hilfe zu bieten: zuviel Rationales, zuwenig eigene Position, zuwenig auf aktuellem Stand - zumindest was o.g. mich betreffende Ansätze anlangte. Einige Zeit lag die Arbeit dann bei mir herum.

Lange Zeit später brachte ein erneute Hineinschauen in Evens Buch - wir kannten uns übrigens zu diesem Zeitpunkt noch nicht - gänzlich andere Erkenntnisse. Ich hatte inzwischen festgestellt, daß es in der musiktherapeutischen Fachliteratur überwiegend Praxis-Dokumentationen gab, die mehr oder weniger ausdrücklich an bestimmten Schulen orientiert waren. Was mir fehlte, war der Überblick, die systematische Gesamtschau. Wissenschaftliche Arbeiten wie z.B. *Grundlagen der Musiktherapie und Musikpsychologie* von G. Harrer (Hrsg.) stillten mein diesbezügliches Bedürfnis auch nicht, enttäuschten mich eher. Solche Arbeiten waren für mich zuwenig aus der Praxis erwachsen und folgten ausschließlich dem traditionellen naturwissenschaftlichen Welt- und Wissenschaftsbild. Ich hatte aber inzwischen gelernt, daß es sich bei Musiktherapie - wie auch immer man sie methodisch begreift - um ein zwischenmenschliches Geschehen besonderer Art handelt. Jedoch gab es und gibt es nach meiner Kenntnis in der Fachliteratur über Musiktherapie in der BRD keine systematische Übersicht, die die "Fakten" nicht nur lexikalisch sammelt und alphabetisiert, sondern die vorhandenen Ansätze individuell ernstnimmt, auf ihre Entstehung, ihr zugrundeliegendes psychologisches Denkgebäude, ihren Musikbegriff u.a. hin ordnet und kritisch reflektiert.

Was mich an Even Ruuds Arbeit beeindruckte, war die Fülle der Aspekte, Namen, Ansätze - eine gute Gelegenheit, über den Tellerrand nationaler und regionaler Musiktherapie-Entwicklungen hinwegzuschauen. Zum

* EINLEITUNG

zweiten erschien mir dies Buch inzwischen als sehr fundierte Keimzelle innovativer musiktherapeutischer Theoriebildung, mehr also als eine bloße Bestandsaufnahme.

Wiederum ruhte dann *Music Therapy and its Relationship...* eine Weile in meinem Bücherschrank, gehörte allerdings inzwischen zu den wichtigeren Werken über Musiktherapie. Für ein Symposium hatte ich dann das Vortragsthema "The Concept of Music in Music Therapy" übernommen. Hierfür war Evens Buch nun eine ergiebige Basis für eigene Überlegungen zu diesem Teil-Aspekt musiktherapeutischer Forschung. Zugleich stellte ich verärgert fest, daß es insgesamt weder zum Thema "Musikkonzept" noch zu "Methoden-Ansätze" Umfassenderes in deutscher Sprache gab. Dies gab mir zu denken. Verwenden nicht Informationsbroschüren, Studienordnungen u.a.m. Formulierungen wie "Musiktherapie ist...", "Musik kann ..." oder "Der Musiktherapeut verwendet..."? Vor welchem Hintergrund wird definiert? Was kann "die" Musik, und vor allem warum und in welchen Situationen kann sie es? Wer schreibt so etwas - mit weitreichenden Konsequenzen für Ausbildungspläne, Krankenkassen-Abrechnungen etc., wenn offenbar noch die theoretische Basis fehlt?

Jetzt wuchs in mir der Wunsch nach einer Veröffentlichung des Ruud-Buchs in deutscher Sprache. Even und ich verabredeten uns im Hamburger Hauptbahnhof zu einem mehrstündigen Arbeitsfrühstück und Gedankenaustausch. Es entstand - vor nunmehr vier Jahren - das Konzept für ein Buch, das in seiner Grundstruktur auf dem Original basieren sollte. Es war jedoch auf den aktuellen Stand zu bringen - unter Hinzufügung neuer Kapitel und Aspekte, z.B. zum Thema "Improvisation", dem zentralen Ausdrucksmittel heutiger aktiver Musiktherapie. Wir hatten im Gespräch festgestellt, daß das Bedürfnis nach einem übersichtlichen, stringenten Theorie-Werk weiterhin besteht, sahen allerdings auch angesichts der Vielzahl von Entwicklungen, Verbandsgründungen, Veröffentlichungen ein großes Stück Arbeit vor uns liegen. In der Zwischenzeit haben wir unzählige Manuskripte, Ideen und Briefe zwischen Hamburg und Oslo hin und her gehen lassen, uns zweimal im Sommerhaus Evens am Oslo-Fjord für Tag- und-Nacht-Schreibarbeiten in Klausur begeben, um dann wieder jeder unsere Hausaufgaben zu tun. Auf diese Weise ist ein gemeinsames Werk entstanden, dessen Basis, durch Even gelegt, weiterhin unverkennbar bleibt. Übersetzt, z.T. sehr umfassend umgeschrieben, aktualisiert und ergänzt tragen eine Reihe von Abschnitten mehr meine Handschrift. Dies gilt vor allem für das Kapitel "Psychoanalytische Theorien". Entscheidender aber als die Frage, wem welcher Anteil gebührt, ist es, daß wir beide zufrieden auf ein gutes Stück gemeinsamer Arbeit zurückschauen können.

Das Anliegen der Autoren

Musiktherapie ist schon immer eine enge Beziehung zu den unterschiedlichen Richtungen der Psychologie und Philosophie eingegangen. So wollten wir ein theoretisches, oder besser: metatheoretisches System entwickeln, in dem jede der auftretenden Musiktherapie-Methoden mit ihrem jeweiligen Denkhintergrund ihren Platz erhalten konnte. Obgleich es ein legitimes und notwendiges Anliegen von Musiktherapeut-Innen ist, ihre Disziplin als eigenständige zu etablieren, kann u.E. bis heute nicht darauf verzichtet werden, musiktherapeutische Prozesse mit Hilfe psychologischer Theorien, anderer Behandlungsphilosophien oder durch Theorien der systematischen Musikwissenschaft zu durchleuchten und ihre Wirkung zu begründen. Durch die jeweilige Wahl seiner Methode steht der Musiktherapeut direkt oder indirekt in Beziehung zu einem oder mehreren der tradierten Wurzeln therapeutischer Behandlungspraktiken.

Es sind hier also die Beziehungen zwischen Musiktherapie und den verschiedenen Ansätzen im Gesundheitswesen zu beschreiben, aufzudecken und zu hinterfragen. Die zu benennenden Behandlungstechniken lassen sich dann auf allgemeine Richtungen der Therapie beziehen mit entsprechenden philosophischen und wissenschaftstheoretischen Fragestellungen. Im Speziellen sind diese Konzepte und Auffassungen hinsichtlich ihres Begriffs von Musik zu betrachten. So kann u.E. der Zusammenhang zwischen Methode, Behandlungsmodell, Musikauffassung und Wissenschaftstheorie theoretisch geklärt werden.

Eine solche wissenschaftliche Systematik wirft naturgemäß Probleme auf. So birgt sie leicht die Gefahr, Ansätze in "Schubladen" zu stecken, obgleich sie vielleicht gar nicht so eindeutige Konturen aufweisen - zumindest nicht explizit. Wir versuchen diese Tendenz so weit wie möglich zu vermeiden, indem wir auch innerhalb der Grundströmungen nach Differenzierungen suchen.

Basis unserer Überlegungen waren - wie später ausfürlich dargestellt - die vier vorherrschenden Denkmodelle Medizin, Psychoanalyse, Lerntheorie und Humanistische Psychologie. Sofern man unserem Hauptpostulat *Nachvollziehbarkeit* folgt, lassen sich musiktherapeutische Praktiken diesen Grundmodellen zuordnen. Spekulative Ansätze konnten wir also nicht mit einbeziehen, wenngleich deren Wirkung in der Praxis nicht pauschal bestritten werden soll. Mancher Leser mag dies bedauern, und sei es nur wegen des Verzichts auf Vollständigkeit. Wir haben für diese Kritik volles Verständnis, zumal auch wir die Einschätzung haben, daß in den bisher beschriebenen Wegen (noch) nicht alles gewußt - i.S. von benannt - wird, was sich in musiktherapeutischen Prozessen ereignet. Dennoch sollte jedenfalls das Ziel der Nachvollziehbarkeit und der Minimierung "blinder Flecken" im Interesse von Wissenschaftlichkeit nicht von vorneherein aufgegeben werden. Ansätze, die ihren Hintergrund nicht explizit offenbaren und offen und kritisch befragen (lassen), sind nämlich nicht nur nicht nachvollziehbar, sondern sie entziehen sich auch jeglicher Diskussion. Damit fallen sie eher in die Sparte religiöser Vorstellungen, für die ein anderer wissenschaftlicher Zugriff erforderlich wäre als der unsere.

Die systematische Darstellung musiktherapeutischer Methoden schließt Wertungen und das Aufzeigen von Widersprüchlichem nicht aus. Auch gilt es "musiktherapie-spezifische" Phänomene herauszuarbeiten, um damit Abgrenzung von anderen Therapiedisziplinen i.S. einer positiven Profilierung zu erreichen. Denn die Perspektive muß sein - bei allem Nebeneinander-Stehenden:

Musiktherapie ist als autonomes Verfahren (weiter)zuentwickeln mit den Merkmalen
- eigene Theoriebildung
- spezifische Arbeitstechniken
- klares Berufsbild
- angemessene Ausbildungsstätten
- eigener rechtlicher Status (Hochschulrecht, Berufsrecht, Kassenrecht).

Diese Konsequenz erfordert die Kenntnis alter Paradigmata, die Einpassung von Musiktherapie in eine Zeit des Paradigmenwandels und die Entwicklung einer Musiktherapie-Theorie mit Hilfe eines sachadäquaten Paradigmas.

Für wen ist das Buch?

In gewisser Hinsicht erscheint META-MUSIKTHERAPIE als eine kompakte und schwer-verdauliche theoretische Kost. Tatsächlich ist unser Buch etwas zwischen theoretischer Abhandlung und Nachschlagewerk. Nichts zum schnellen Durchlesen also. Damit ist auch der Kreis der LeserInnen möglicherweise nicht astronomisch groß. Für alle, die sich mit Musiktherapie befassen, kann META-MUSIKTHERAPIE jedoch eine Orientierungshilfe sein für Praxis, Forschung und Ausbildung. META-MUSIKTHERAPIE kann die eigene Positionsbestimmung erleichtern helfen, sie kann Fragen beantworten und zum Weiterforschen anregen. META-MUSIKTHERAPIE kann dazu beitragen, die therapeutische Disziplin Musiktherapie als wissenschaftlich fundiertes Verfahren zu etablieren.

So mögen StudentInnen ihren Nutzen aus dem Buch ziehen, die sich im Rahmen ihres jeweiligen Studiengangs (z.B. Musiktherapie, Psychologie, Musikwissenschaft, Sozialpädagogik, Medizin, Heilpädagogik) mit Musiktherapie befassen.

Praktizierenden MusiktherapeutInnen mag META-MUSIKTHERAPIE dazu dienen, Erklärungen für Phänomene ihrer Praxis nachzuspüren, vielleicht auch einfach das eigene theoretisches Wissen neu aufzufrischen.

WissenschaftlerInnen, die Antworten auf bislang Ungeklärtes, Widersprüchliches, Nicht-Belegtes suchen, werden auf jeder Buchseite Ansatzpunkte finden für ihre - je nach methodologischem Standort - unterschiedlichen Wege.

Mit Musiktherapie befaßt sind neben den genannten Gruppen sicherlich auch all diejenigen, die die rechtlichen Belange dieser noch jungen Disziplin klären helfen, all die SachbearbeiterInnen, VerwaltungsleiterInnen, PolitikerInnen, Hochschulämter, Krankenkassen, Krankenhäuser oder Institute also, die Entscheidungen zu treffen haben vor dem Hintergrund ihrer Kenntnis von Theorie und Praxis einer ihnen meist nur indirekt zugänglichen Disziplin.

Wir haben sicherlich einige Leserkreise noch vergessen, über deren Resonanz wir uns jedoch umso mehr freuen werden.

Das große "I" und andere, nicht nur technische Fragen

Die deutsche Übersetzung von *Music Therapy and its Relationship to Current Treatment Theories* folgte - wie bereits erwähnt - in wesentlichen Zügen dem Original. Dort, wo Unstimmigkeiten und mangelnde Stringenz vorlagen, haben wir solche Passagen überarbeitet. Auf die Einbeziehung aktueller Publikationen wurde bereits verwiesen. Bei Quellen aus der anglo-amerikanischen Fachliteratur haben wir von Fall zu Fall entschieden, diese in der Originalfassung zu belassen, sie im Interesse einer besseren Lesbarkeit zu übersetzen oder eine deutsche Fassung - soweit diese vorlag - heranzuziehen.

Ein derart kompaktes Werk mit einer solchen Fülle von Fachbegriffen und Personen macht ein Register erforderlich. Darum enthält der Anhang ein nach Sachworten und Namen getrenntes alphabetisches Verzeichnis. Auf diese Weise ist auch das Auffinden von Sachverhalten entsprechend

* EINLEITUNG

der jeweiligen Bedürfnislage der LeserInnen möglich. Somit ist META-MUSIKTHERAPIE *auch* ein Nachschlagewerk.

Bei der Durchsicht der ersten Roh-Übersetzung fiel mir (W.M.) die Männer-Sprache bei Begriffen wie Therapeut, Patient, Student, Leser, Wissenschaftler etc. auf. Dies stand für mich im Gegensatz zum Berufsbild Musiktherapie, denn die Mehrzahl der Praktizierenden sind Frauen. Musiktherapie - eine Therapiedisziplin von Frauen, beschrieben durch die Sprache der Männer? Dies schien uns widersinnig zu sein. Die Notwendigkeit einer sprachlichen Sensibilisierung wurde inzwischen auch von anderen Psychotherapien erkannt. Barbara Gissrau (1990) erwähnt in einem Fachartikel wissenschaftliche Untersuchungen, in denen sich bei der männlichen Schreibweise, z. B. bei "der Autor", "der Musiker", "der Arzt" die Mehrzahl der Menschen Männer vorstellt (vgl. ebd. S. 358). Das Weibliche wird also mit dem Mittel der Sprache unreflektiert ausgeblendet. Die Berliner *tageszeitung* gab "seinerzeit"(!) den Anstoß für eine sprachliche Lösung. Der Redakteur Oliver Tolmein arbeitete mit Großbuchstaben, vor allem dem großen "I", und, wo dies nicht realisierbar war, mit Wort-Neuschöpfungen. So entstanden Worte wie LehrerIn, StudentInnen oder einE PolizistIn ebenso wie die Kreation "manfrau". Wir haben uns dieser Lösung angeschlossen und nur dort, wo es die Lesbarkeit allzusehr erschwert hätte, darauf verzichtet. Für diejenigen LeserInnen, für die dies - insbesondere bei Fachliteratur und bislang durch den DUDEN nicht abgesichert - einen Stolperstein darstellt, sei angemerkt, daß eine kommunikative Therapiedisziplin wie die Musiktherapie sich durchaus solche und andere Stolpersteine leisten sollte. Sind sie doch stets auch Herausforderungen, in diesem Fall im Dienste eines Hinterfragens von "Herr"schaftssprache und von Männerdominanz auch im musiktherapeutischen Feld.

Dies Buch ist - und dies ist nicht zu leugnen - von zwei Männern geschrieben - Insofern ist allein diese Tatsache wieder ein Beispiel für Männer-Dominanz im Feld theoretischer Arbeiten. Wie auch immer: META-MUSIKTHERAPIE ist für alle, die an einer Theorie der Musiktherapie interessiert sind: für Musiktherapeuten und für Musiktherapeutinnen, für *MusiktherapeutInnen* eben.

* **META-MUSIKTHERAPIE**

KAPITEL EINS

MUSIKTHERAPIE ZWISCHEN GESUNDHEITSBERUF UND MODETREND

* META-MUSIKTHERAPIE

KAPITEL 1

MUSIKTHERAPIE ZWISCHEN GESUNDHEITSBERUF UND MODETREND

Die Verwendung von Musik mit therapeutischer Zielsetzung gewinnt im ausgehenden 20. Jahrhundert mehr und mehr an Bedeutung. Dies gilt zumindest für den größten Teil der industrialisierten Welt. Dabei ist die Idee von den heilenden Kräften der Musik an sich so alt wie unsere Kultur selbst, erscheint geradezu als treibende Kraft in Schrift- und Nicht-Schriftkulturen. Die Ausübung von Musik mit therapeutischer Zielrichtung war dennoch nie zuvor in der Geschichte derart verbreitet, hatte nie solch vielfältige Ausformungen. Ihr Wert wird in der Psychotherapie, in der Sonder- und Sozialpädagogik sowie in vielen Bereichen der somatischen Medizin gleichermaßen hoch eingeschätzt. Das Anliegen unseres Textes ist der Blick hinter den Vorhang, hinter die Kulissen heutiger musiktherapeutischer Praxis. Dies wird uns zunächst mitten hineinführen in die philosophischen Grundlagen von "Therapie" und "Krankheit".

Was ist Musiktherapie?

Werfen wir einen Blick auf das internationale Feld musiktherapeutischen Handelns und Forschens, so scheint es ebensoviele Definitionen von Musiktherapie zu geben, wie es MusiktherapeutInnen gibt (Voigt 1981, Bruscia 1984, Boller 1985). Musiktherapie wird häufig im Zusammenhang mit einem bestimmten Klientel oder vor dem Hintergrund eines bestimmten philosophischen Denkgebäudes definiert.

Eine typische Definition von Musiktherapie nimmt ihren Ausgangspunkt in der Feststellung, daß Musiktherapie ein Therapieberuf ist, bei dem einE TherapeutIn Musik als Werkzeug oder Medium verwendet, um Wachstums- und Veränderungsprozesse zu initiieren mit Zielen wie "persönliches Wohlbefinden", "soziale Akzeptanz" etc. J. Th. Eschen

* KAPITEL 1 * ZWISCHEN GESUNDHEITSBERUF UND MODETREND

formuliert vor dem Hintergrund der Thesen der amerikanischen National Association for Music Therapy" (NAMT):

"Musiktherapie ist die gezielte Anwendung von Musik oder musikalischer Elemente, um therapeutische Ziele zu erreichen: Wiederherstellung, Erhaltung und Förderung seelischer und körperlicher Gesundheit. Durch Musiktherapie soll dem Patienten Gelegenheit gegeben werden, sich selbst und seine Umwelt besser zu verstehen, sich in ihr freier und effektiver zu bewegen und eine bessere psychische und physische Stabilität und Flexibilität zu entwickeln. Um dies zu erreichen, verfolgt der geschulte Musiktherapeut die Behandlungsziele, die von und mit dem therapeutischen Team oder dem behandelnden Arzt zusammen mit dem Patienten entwickelt werden. Durch regelmäßige Evaluationen soll die Wirkung der therapeutischen Maßnahmen überprüft werden." (Eschen 1979, S. 548).

Die den Definitionen von Musiktherapie folgenden Erklärungen betonen zumeist, daß Musik keine Heilkraft in sich selbst besitzt. Die therapeutischen Effekte seien vielmehr die logische Folge einer professionellen, methodologisch-systematisch begründeten Anwendung von Musik. Die Hervorhebung von "Musik als Medium" zeigt deutlich, daß moderne Ansätze von Musik in der Therapie nicht länger auf der idealistischen Idee von den "heilenden Kräften der Musik" beruhen. Diese Sicht ermöglicht auch eine klarere Unterscheidung von Musiktherapie und Musikerziehung. Letztere betont immer wieder, daß Musik ein Ziel in sich selbst darstelle. Gewiß sind die Trennungslinien von Therapie und Erziehung nicht immer exakt auszumachen. Innerhalb der Musiktherapie zumindest herrscht jedoch weitgehende Klarheit darüber, daß sie sich mehr mit persönlichen Veränderungsprozessen bei KlientInnen befaßt. Musikalische Aktivitäten sind prozeßhaftes Geschehen. Sie haben sich diesem Primat unterzuordnen. Demgegenüber geht es in der Musikerziehung mehr um Bildungs- und kulturelle Aneignungsvorgänge, die häufig nicht an aktuellen Bedürfnissen der zu Unterrichtenden orientiert sind oder sein müssen.

Das Konzept von Musik wird in den Definitionen und deren Ausführungen selten problematisiert. Dies mag umso mehr erstaunen, als viele MusiktherapeutInnen Wert darauf legen, daß "Musik" prinzipiell alle Arten von Klang (incl. Geräusch), freier Improvisation, Liedern und Musikwerken zu beeinhalten habe. Zuweilen läßt sich aus den Definitionen schließen, welchen Wert die MusiktherapeutInnen der Musik jeweils beimessen. So wird Musik manchmal als neutrales Medium gesehen, ein anderes Mal hat Musik eine spezifische Bedeutung als Kommunikation, als individuell geprägte Ausdrucksform o.ä.

* META-MUSIKTHERAPIE

MusiktherapeutInnen, die ihren Standort innerhalb des medizinischen Modells haben, heben hervor, daß eine musikalische Aktivität eine wesentliche Bedingung erfüllen muß, um zu einer musiktherapeutischen Aktivität zu werden: Sie bedarf als Ausgangspunkt einer - zumeist von einem Arzt erstellten-Diagnose:

> "Um von Musiktherapie sprechen zu können, müssen zwei Bedingungen erfüllt sein. Von Therapie kann man erst sprechen, wenn eine zuvor gestellte Diagnose und Indikation eine spezifische Methode verlangt, die die diagnostizierte Krankheit heilt oder lindert. Therapie ist also diagnosespezifisch, das bedeutet, sie ist nach medizinischen, speziell psychopathologischen Erfordernissen zu entwickeln." (Willms 1975).

Dies schulmedizinische Prinzip ist inzwischen hinreichend widerlegt: zum einen durch MusiktherapeutInnen im sonderpädagogischen Feld, zum anderen durch MusiktherapeutInnen, die ihre Praxis am psychodynamischen Paradigma ausrichten. Beide Gruppen stellen fest, daß Musik einen eigenen Wert als diagnostisches Hilfsmittel haben kann. So kann sie einem Team von Fachleuten z. B. helfen, das jeweilige Entwicklungsstadium eines Kindes zu ermitteln. Eine musiktherapeutisch-diagnostische Wahrnehmung kann zudem ein tieferes Verstehen der Symptome ermöglichen, etwa durch "Lesen" der Improvisationen im Sinne einer Übersetzung von deren Strukturen und Inhalten.

Der letzte Teil von Definitionen des Begriffs Musiktherapie bezieht sich auf die Frage nach den "Zielen". Die jeweilige Wahl der Begriffe, die als Ziele formuliert sind, ist als Reflex dahinterliegender Wertvorstellungen oder Denkschulen zu begreifen. Ihre Formulierung richtet sich nach den jeweiligen Wertvorstellungen und dem gesellschaftlichen Standort der TherapeutInnen. Der humanistischen Psychologie nahestehende MusiktherapeutInnen verwenden auffällig oft Begriffe wie "Veränderung" und "Wachstum". TherapeutInnen mit ausgesprochen radikalen gesellschaftskritischen Ansichten werden dagegen das Ideal der Konformität mit dem Ziel sozialer Anpassung aufs Heftigste kritisieren. Die soziologischen Aspekten nahestehenden MusiktherapeutInnen betonen folglich den positiven Wert einer zunehmenden Aktivierung von Konfliktfähigkeit und sozialen Prozessen. Es braucht nicht erwähnt zu werden, daß diese Gruppe Begriffe wie "persönliches Wachstum" nicht verwendet.

Jene eben erwähnten Definitionen entbehren - jede für sich genommen - häufig einer umfassenderen Sichtweise vom sozialen Kontext, in dem sich Musiktherapie abspielt und innerhalb dessen sie Sinn macht. "Krankheit"

* KAPITEL 1 * ZWISCHEN GESUNDHEITSBERUF UND MODETREND

oder "Behinderung" werden meist gesehen als Ergebnis losgelöster Entitäten, die im Klienten selbst begründet liegen. Oft wird hervorgehoben, daß therapeutische Veränderungen mithilfe von auf den Einzelnen zugeschnittenen Vorgehensweisen und Strategien erlangt werden, deren Akzent auf individuellen Wachstums- und Entwicklungsschritten liegt. Meist wäre es zutreffender, Krankheit als Konflikt zu verstehen, als Widerspruch zwischen den biologischen und psychologischen Bedingungen einerseits sowie den ökonomisch-materiellen Lebensumständen andererseits. Krankheit ist nämlich nicht allein durch den biologisch-psychologischen Status bedingt, sondern oftmals durch fehlende Möglichkeiten für Persönlichkeitsentwicklung und Selbstverwirklichung entsprechend einer unbefriedigenden materiellen Lage. Krankheit oder Behinderung ist daher nicht durch therapeutische Interventionen allein lösbar oder reduzierbar, sondern muß zumindest begleitet werden durch Veränderungen in der materiellen oder kulturellen Lebenswirklichkeit.

Die Frage nach der kulturellen Bedeutung von Musik und nach dem Beitrag der MusiktherapeutInnen zur Musik-Kultur bereichen die Diskussion um eine wachsende Professionalisierung des Berufsbilds "Musiktherapeut/Musiktherapeutin" (Bolay 1985) um einen weiteren Aspekte. Es ist hinreichend bekannt, daß es zunächst nicht MusiktherapeutInnen waren, die die heilenden Kräfte der Musik beschworen. Die Idee von den der Musik innewohnenden "harmonisierenden" Kräften beherrschte die Musikästhetik und Musikerziehung seit den alten Griechen. Bis zum heutigen Tag beeinflußt das pythagoräische Denken die Aussagen über Musik. Es bestimmt Anschauungen über den allgemeinen Wert von Musik. Insbesondere höhere Gesellschaftsschichten machen Gebrauch von solchen Gedanken, wenn es etwa um die Begründung für eine Höherwertigkeit klassischer Musik geht.

Aus der Sicht der Wissenschaftstheorie muß eine Musiktherapie, die sich gerade anschickt, als akademische Disziplin ernstgenommen zu werden, Abschied nehmen von "Theorien", die sich allein auf metaphysisches oder idealistisches Gedankengut gründen. Nur so wird ihr der nötige Respekt seitens vorherrschender Wissenschaften zuteil werden. Allerdings muß die Frage nach Rolle und Wert von Musik im täglichen Leben an MusikpädagogInnen, MusikwissenschaftlerInnen und an jene delegiert werden, die ein industrielles Verwertungsinteresse an Musik haben. Diese Abgrenzung erscheint für den Prozeß der Entwicklung von Musiktherapie als Wissenschaft und Berufbild unerläßlich. Gegenwärtig kommt vor allem dem Konzept "Musik als Therapie" höchste Aufmerksamkeit zu. Es gilt im Prinzip als zentral und glaubwürdig. Dabei geht allerdings die historische Bedeutung von Musik verloren. Das Erkenntnisgebiet "Musik als Therapeutikum", das eine Quelle der Information über unsere Beziehung zum Universum darstellt, gerät vollständig aus dem Blick.

An dieser Stelle erscheint die Erwähnung einiger Beispiele aus der Geschichte der Musiktherapie als lohnend. Sie können die allgemeinen Aussagen über die Rolle der Musik in Beziehung zu Krankheit und Gesundheit noch mehr veranschaulichen. Als eine der ersten Ideen begegnet uns die Auffassung von Musik als allgemeines Stärkungsmittel für die Psyche. Hierin ist der feste Glaube an die umfassende prophylaktische Wirkung von Musik zu erkennen. In den vorwissenschaftlichen Erklärungsversuchen für die Ursachen von Krankheiten ist dies medizinische Modell recht häufig zu finden. Krankheit verband sich anschaulich mit der Vorstellung, daß ein Wurm oder ein anderes vergleichbares Tier in unseren Körper eindringt und diesen bzw. einzelne Körperregionen von innen verändert, vergiftet o.ä. Man gab diesem Tier den Namen "Schimäre" und bezeichnete so ein Phantasietier, das den Kopf eines Löwen und den Schwanz einer Schlange hatte. Diese Ideen sind uns vor allem aus Epidaurus überliefert, dem Zentrum altgriechischer Heilkunst. Hier wurde übrigens nicht Medizin in Reinform praktiziert. Das medizinische Zentrum umfaßte auch eine Vielzahl kultureller Aktivitäten. Alle Anwendungen hatten die Funktion, Geist und Körper gleichermaßen zu stärken und so das Phantasietier am Eindringen zu hindern.

Andere Theorien sahen in Krankheit eine einzige große "Disharmonie". Diese wurde sowohl im Sinne eines Fehlens von Harmonie entsprechend den Vorstellungen des pythagoräischen Systems aufgefaßt als auch als inneres Ungleichgewicht zwischen den "Körper-Säften" (Humoral-Pathologie). Musik war imstande, die verlorengegangene Harmonie wiederherzustellen. Dies geschah entweder durch Widerspiegelung der Zahlenverhältnisse des Makrokosmos in der Musik - im Sinne der von Pythagoras beschriebenen "allopathischen" Wirkung oder sie bewirkte eine Reinigung von Körper, Geist und Seele mittels kathartisierender Aktivitäten ("Isopathischer Effekt" nach Aristoteles).

Im weiteren Fortgang der Geschichte wurden diese Theorien weiterentwickelt, ausdifferenziert und in jeweils bestehende medizinisch-philosophische Denkvorstellungen eingefügt. Im 17. Jahrhundert überwogen die mechanistischen Anschauungen der Philosophie Descartes´. Sie verbanden sich mit der Musikästhetik des Barock (Affektenlehre) und schufen damit eine erste Basis für eine Theorie der Musiktherapie. Im Zentrum dieser

* KAPITEL 1 * ZWISCHEN GESUNDHEITSBERUF UND MODETREND

Theorie standen die Intervalle, das jeweils unterschiedliche Spannungsverhältnis von Tönen zueinander, Ausdehnung, Kontraktion oder Schwebezustand vermittelnd. Diese Spannungszustände übertragen sich auf den "spiritus animale" des Körpers und wirken von dort aus direkt auf die geistig-seelische Verfassung des Rezipienten ein.

Das "vitalistische" Konzept leugnete dagegen jegliche materielle Grundlage für Erkrankungen. Krankheit sei vielmehr als Ungleichgewicht der Lebensgeister zu verstehen. Musik wurde nach dieser Auffassung entsprechend ihrer Fähigkeit beurteilt, die prä-intellektuellen Sphären des Geistes zu erreichen. (Kümmel 1975, Möller 1973).

Im 19. Jahrhundert büßte Musik viel von der ihr zugeschriebenen, allumfassenden therapeutischen Wirkung ein. Zwei Tendenzen in den umgebenden wissenschaftlichen Disziplinen waren es, die die historische Entwicklung der Musiktherapie stark beeinflußten. Zum einen verloren naturheilkundliche Vorstellungen in der Medizin immer mehr an Bedeutung. Zum anderen wuchs die Begeisterung für ein positivistisches Wissenschaftsverständnis mit dem Schwerpunkt auf Experimenten oder anderen naturwissenschaftlich begründeten Vorgehensweisen (vgl. Schumacher 1982).

Eine neue romantische Konzeption?

Die Geschichte lehrt uns, daß es stets Menschen gegeben hat, die die jeweils neuen wissenschaftlich-philosophischen Erkenntnisse in ihr Denksystem eingefügt haben. Dies ist auch in der Geschichte der Musiktherapie festzustellen, wenn es galt, den Nutzen von Musik für die Pflege und Linderung von Leiden nachzuweisen. Auch mit der Diskussion um den "Paradigmen-Wandel in der Naturwissenschaft" (vgl. Kuhn 1978) ist eine veränderte Situation geschaffen, die eine Antwort vonseiten der Musiktherapie verlangt. Gefordert ist eine "Theorie der Musiktherapie".

Hierfür sind die bisher mehr locker miteinander verbundenen Detail-Erklärungsversuche und Systematisierungsansätze in eine Gesamt-Gestalt zu bringen. Denn diesmal verheißt der "Paradigmen-Wandel" wahrhaft Vielversprechendes. Wenn das Universum im Sinne ganzheitlicher Denkvorstellungen ein einziger vibrierender und tanzender Organismus ist, stehen dann nicht gerade Musik und Klang vor ihrer historischen Chance zur Veränderung der Menschheit?

Ein solches "romantisches Musikkonzept" sieht in Musik eine allumfassende Therapie oder eine Art Friedensspender. Es hat in jüngster Zeit

viel an Popularität gewonnen. Folgende Begleitumstände waren hieran maßgeblich beteiligt:
1. Die Modelle von Wissenschaft sind sämtlich im Wandel begriffen.
2. Das Leben wird immer mehr als Ganzheit aufgefaßt.
3. Der Einfluß anderer musikalischer Kulturen auf die abendländische Musik hat in den vergangenen drei Jahrzehnten erheblich zugenommen.
4. Linear-logische und instrumentell-rationale Methoden, die Welt und ihre Phänomene zu erklären, fallen nach allgemeiner Auffassung wie ein Kartenhaus in sich zusammen.

Die Veränderung des Wissenschaftsklimas scheint auch den dringend gebotenen Paradigmen-Wandel im Feld der Musiktherapie zu begünstigen. Der Schwerpunkt liegt nun wieder auf der den Musik innewohnenden Qualitäten, die Veränderungen ermöglichen, und zwar zunächst auch ohne i.e.S. therapeutische Interventionen. Musik erscheint geradezu als Veranschaulichung der grundlegenden Merkmale von "Universum", "Realität" oder einer "Welt außerhalb unserer selbst".

Zwei ziemlich gegensätzliche Weltanschauungen erscheinen als Konsequenz dieses holistischen Ansatzes als denkbar. Auf der Suche nach einem neuen Verstehen von Wirklichkeit haben einige Forscher Kunst und Wissenschaft augenscheinlich mit einer quasi - religiösen Attitüde belegt. Solch ein Ansatz mag im Suchen nach einer Wirklichkeit "hinter" dem allgemein Zugänglichen bestehen oder aber in derem Verstehen. Auch die Musik ist Teil dieser "wahren" Wirklichkeit, an der wir alle teilhaben. In den Auffassungen von Musik als "ultimate leap" oder als "Teil einer großartigen Vibration des Universums" kommt diese Haltung zum Ausdruck. Wie eine Teilhabe am Universum mittels Musik im Sinne der o.g. Wirklichkeit Frieden, Gesundheit, Harmonie und dergleichen konkret darstellen kann, ist - wie auch immer man über solche Anschauungen denken mag - zumindest schwer nachvollziehbar.

Bedeutet die Übereinstimmung mit diesen Annahmen nicht die Akzeptanz einer äußeren Macht, die Einblick hat in die alltäglichen Angelegenheiten, und die darüber hinaus in diese eingreifen, sie zerstören oder wieder heilen kann? Und selbst dann, wenn eine solche Macht nicht unterstellt wird, ist nicht diese Auffassung alles andere als holistisch? Ist sie nicht gar viel mechanistischer als alle im Kern naturwissenschaftlich ausgerichteten Musiktherapien? Sollten wir uns nicht, anstelle uns Gedanken darüber zu machen, ob Musik eine andere Realität repräsentiert - womöglich "wahrer" und der (Wieder)Herstellung von Gesundheit dienlicher als alles andere -, fragen, welcher Mythos solche Ideologien hervorbringt? Und - auch diese Frage sei erlaubt - ist Mythos einer verantwortbaren Gesundheitsürsorge nicht eher abträglich?

Vielleicht ist die Sorge unberechtigt. Dies gilt jedoch nur dann, wenn die der Fragestellung implizite Mentalität auch ein ganzheitliches Verständnis von Gesundheit beinhaltet. Gesundheit (wieder)herzustellen ist im Ergebnis nämlich keineswegs nur eine biologische Frage. Gesundheit tangiert ebenso die persönlichkeitsspezifischen, sozialen und ökonomischen Aspekte des Menschseins. Und eine weitere Bedingung ist zu erfüllen, wenn die Kritik am o.g. Denken sich als übertrieben herausstellen soll: das Festhalten an einer anti-reduktionistischen Grundhaltung. Dies wäre dann eine Möglichkeit, sich die Komplexität des "Einflusses von Musik auf Menschen" als Ganzes zu bewahren sowie die Nutzbarmachung dieses Einflusses in einem musiktherapeutischen Behandlungs- und Bearbeitungszusammenhang zu sichern. Dann sind auch wertvolle Hinweise möglich hinsichtlich von "Musik in der Prophylaxe". Hierfür ist es nötig, die Ereignisse einer musiktherapeutischen Situation "lesen" zu können. Ein solcher semiotischer Ansatz ist bemüht, die kulturelle, morphologische Ganzheit einer Situation mit ihrem vielschichtigen Bedeutungsgehalt zu zerlegen und damit einem Verstehen zugänglich zu machen. Dies wäre dann allerdings schon ein sensationeller Schritt in Richtung auf neue Erkenntnisse über die Rolle der Musik in der Musiktherapie.

Auf dem Weg zu einer rationalen Theorie

Auch eingefleischte Realisten werden der Auffassung zustimmen, daß Realität mehr ist als nur das Offenkundige, allgemein Zugängliche. Allerdings haben wir außer der sprachlichen Reflexion keinerlei Zugang zu dieser Realität. Immer wenn wir Aussagen über "Welt" oder über "Musik" treffen wollen, bestätigen wir diese oder lassen sie aufs Neue - nur mit anderen Worten - entstehen. Wir konstruieren diese Welt, indem wir unsere Eindrücke und Sinneswahrnehmungen mithilfe unseres kulturell abgeleiteten Sprachsystems präsentieren. Wir haben also keine Methode festzustellen, "was Musik wirklich ist". Alles, was uns zur Verfügung steht, sind differenzierte ästhetische Weltanschauungen, im Grunde genommen eine Art Datensammlung verschiedener Sichtweisen von Musik. Zu den Bedeutendsten sind in der Musiktherapie die Vorstellungen der Psychoakustik zu zählen.

"Musik" ist als kulturell bestimmtes Phänomen sowohl eine bestimmte Art der Organisation von Schwingungen als auch codierter Klang. Mögen auch Schwingungen allgemein fühlbar sein - das Verstehen von Musik setzt einiges mehr voraus: die Kenntnis der Codes oder der Präsentationsformen innerhalb eines bestimmten Kulturkreises, die Kenntnis also auch der Kultur als Ganzes.

Daraus folgt: Vibrationen lassen sich nicht wie in den mechanistischen Vorstellungen in vorprogrammierte Ideen oder Handlungsfolgen übertragen. Es gibt kein allgemeingültiges Programm, das die repräsentierten Schwingungen mit Teilen des Denkens direkt verbindet.

Obgleich wir feststellen können, daß Vibrationen das Ergebnis einer spezifischen inneren Empfänglichkeit gegenüber Musik sein können, ist damit bezüglich der therapeutischen Wirksamkeit von Musik noch wenig gewonnen. Somatische Erkrankungen sind ebenso wie zwischenmenschliche Probleme Ergebnis auch materieller Vorgänge. Und obwohl unsere "psychische Energie" offensichtlich durch Musik beeinflußt werden kann, bleiben die dahinterliegenden oder strukturellen Begleitumstände der Krankheit möglicherweise unberührt.

Musik kann vorübergehende Erleichterung von drückenden Lebensproblemen bringen. Aufgabe therapeutischer Interventionen ist es jedoch, die Inhalte solcher Erlebnisse auf die konkrete Lebenssituation von Patienten zu beziehen. Eine von rationalen Überlegungen geleitete therapeutische Maßnahme ist also - so läßt sich folgern - nur entlang der bewährten Pfade von Therapie möglich und sinnvoll.

Der Schwerpunkt unserer Überlegungen wird daher auf vier solchen Wegen liegen, die im musiktherapeutischen Feld vorherrschend sind:

1. Musiktherapie auf der Grundlage eines medizinischen Modells.
2. Musiktherapie auf der Grundlage eines psychodynamisches Modells.
3. Musiktherapie auf der Grundlage eines lerntheoretisches Modells.
4. Musiktherapie auf der Grundlage eines humanistischen Modells.

Diese Modelle weisen z.T. erhebliche Unterschiede auf. Dennoch gibt es einige bedeutsame Gemeinsamkeiten. Sie basieren alle auf mehr oder minder ausformulierten bzw. impliziten rationalen Prinzipien. Dadurch werden die jeweils dahinterliegenden Grundannahmen sowie deren Wurzeln nachvollziehbar. Sie betreffen vor allem die Aspekte:

- Wissenschaftstheoretischer Standort
- Menschenbild

* KAPITEL 1 * ZWISCHEN GESUNDHEITSBERUF UND MODETREND

- Konzept von Krankheit/Gesundheit
- Konzept von Therapie
- Konzept von Musik

Einer der Hauptkritikpunkte gegenüber den meisten Musiktherapie-Ansätzen sei noch angeführt. Er richtet sich insbesondere an die Adresse der in jüngster Zeit mehr und mehr aufkommenden esoterisch geprägten Verfahren. Musiktherapie birgt die Gefahr, alle Prozesse von Krankheit auf psychogene Vorgänge und auf "Energie" zu reduzieren. Es ist dabei eine weitverbreitete Ignoranz gegenüber organisch bedingten Krankheitsursachen zu beobachten. Ähnliches gilt hinsichtlich der Nicht-Beachtung materieller Bedingtheiten, wie sie vielleicht nicht als Ursachen so doch häufig als Auslöser psychotischer Krankheitsbilder wirksam werden. Nur allzu leicht wird das Fortschreiten einer Krankheit den nicht weiter nachvollziehbaren "psychischen Energien" zugeschrieben. Die Gründe für solch vereinfachende Sichtweisen können hier nicht weiter untersucht werden. Wir wollen an dieser Stelle lediglich festhalten: Eine Musiktherapie erscheint u.E. vor allem dann als patientInnengerecht, wenn sie sich bemüht, somatische Symptome, individuelle Bedürfnisse und soziale Gegebenheiten nicht nur als Teil der Diagnose zu berücksichtigen, sondern wenn sie diese Faktoren auch für den Therapieprozeß und seine Ziele als wesentlich begreift.

* **META-MUSIKTHERAPIE**

KAPITEL ZWEI

DAS MEDIZINISCHE MODELL

KAPITEL 2

DAS MEDIZINISCHE MODELL

Aus medizinischer Sicht kann eine psychische Erkrankung als Störung im biochemischen Gleichgewicht gesehen werden. Der Mensch ist danach in erster Linie ein biologisches Wesen. Psychische Krankheiten werden durch Störungen innerhalb des Organismus verursacht und als solche behandelt. Dies war und ist immer noch die übliche Herangehensweise an die Behandlung psychischer Krankheiten. Der weitverbreitete Gebrauch respektive Mißbrauch von Psychopharmaka, Elektroschock, Psychochirurgie usw. zeigt dies überaus deutlich (vgl. Koch 1978, Stössel 1973).

Die Theorie der "vier Temperamente" (Boxberger 1963) bildete über viele Jahrhunderte hinweg den gemeinsamen Boden für eine Theoriebildung von Musik und Medizin. In diesem Jahrhundert, noch bis etwa 1950, glaubten MusiktherapeutInnen, die ihre Praxis auf ein medizinisches Verständnis psychischer Krankheit gründeten, der Einfluß von Musik auf menschliches Verhalten sei am ehesten erklärbar, wenn man ihre biologische Beschaffenheit zum Ausgangspunkt nimmt. Einige der frühen Pioniere der Musiktherapie setzten denn auch die Heilfaktoren der Musik in Beziehung zum Einfluß von Musik auf den Organismus. Bekanntgeworden ist vor allem das "Iso-Prinzip" (Altschuler 1948). [1]

Auch der Einfluß von Musik auf verschiedene physiologische Reaktionsweisen war häufig Gegenstand der Forschung. Um nur ein paar zu nennen: Shrift (1955), Henken (1957), Weidenfeller und Zimny (1962) erforschten den

---

[1] "Dieses Prinzip besagt, daß therapeutisch genutzte Musik zunächst im Sinne maximaler Aufmerksamkeitszentrierung der Stimmung des Klienten anzugleichen ist und anschließend mit dem Ziel der Stimmungsmodifikation allmählich in die jeweils erwünschte Richtung verändert werden sollte." (Pekrum 1985, S. 186).

* KAPITEL 2 * DAS MEDIZINISCHE MODELL

Einfluß der Musik auf den psychogalvanischen Hautreflex. Ellis und Brighouse (1952) erforschten die Beziehung zwischen Musik und Atem. Wilson (1957) und Slaughter (1954) befaßten sich vor allem mit dem Einfluß von Musik auf Verdauungsvorgänge und Pupillenreflexe. Weitere Arbeiten gab es auf dem Gebiet der motorischen Aktivitäten durch Husband (1934) und Sears (1958) (vgl. ebenso Eagle 1972).

Man kann in der musiktherapeutischen Literatur feststellen, daß die Erforschung physiologischer Zusammenhänge nicht primär auf "reine" oder allgemeingültige Aussagen zielte, sondern im wesentlichen für die Anwendung im klinischen Bereich entwickelt wurde. Robert Unkefer, einer der Pioniere amerikanischer Musiktherapie, stellt fest:

> "Some basic research studies that contain implications for clinical work have centered on showing the type and strenght of physiological changes in the human organism that can be manifested by changes in musical stimuli (Unkefer 1968, S. 235)."

Weidenfeller und Zimny (1962) führten zwei Experimente durch, die die Wirkung von Musik auf den psychogalvanischen Hautreflex überprüfen sollten, wovon eines mit 18 schizophrenen Patienten, das andere mit 18 depressiven Patienten stattfand. Gray (1968, S. 232) untersuchte am Klientel hospitalisierter geistigbehinderter Patienten den "pilo-motor-reflex". Weitere Beispiele hat Dyreborg (1970) zusammengetragen.

Insgesamt lassen sich drei unterschiedliche Bereiche physiologischer Forschung unterscheiden:

1. *"Reine" Forschung*: Sie trägt ihren Wert in sich selbst und stellt wesentliche empirische Fakten für zukünftige Theoriebildungen zur Verfügung.

2. *Forschung, die den Nachweis erbringt*, daß der Einfluß von Musik auf den Menschen meßbar und vorhersagbar ist.

3. *Angewandte Forschung*. Sie wendet ihre Ergebnisse und ihr Wissen über die physiologische Wirkung von Musik auf die praktisch-klinische Arbeit an und nutzt sie für die Behandlung psychisch kranker Menschen.

Die erste Sichtweise befindet sich im Einklang mit den Regeln der exakten Wissenschaften. Ihre Ergebnisse sind wertvoll für jeden, der sich um eine umfassende Theoriebildung bemüht.

In bezug auf die zweite Sichtweise hat der dänische Autor Dyreborg die Forschung auf diesem Gebiet sorgfältig zusammengetragen. Er faßt zusammen:

"The different physiological effects of the musical stimuli seem to be relatively well documented. Investigations on several isolated responses seem to show that it is possible with music to change some emotional conditions in certain people. None of the experiments have been concerned with more than instantaneous effects. One could possibly imagine, however, that such an emotional experience might result in a change of mood or sentiment, a change that might be of longer duration. If this could be the case, it would have some therapeutic value. Such a thing is not documented, however, and accordingly, one cannot claim that these effects are of a direct therapeutic nature." (Dyreborg 1970, S. 119)

Dyreborg weist also darauf hin daß noch eine Menge getan werden müsse, damit dieser zweite Ansatz die gebührende Anerkennung erfährt. Es sei vor allem das Fehlen von Langzeitstudien, das die Anwendung ihrer Ergebnisse für die Therapie erheblich erschwere.

Mit gänzlich anderen Problemen hat sich die dritte Sichtweise zu befassen, die nicht direkt in Beziehung steht zu der Validität experimenteller Resultate. MusiktherapeutInnen, die solche Ergebnisse in ihre praktische Arbeit mit psychiatrischen PatientInnen umsetzen wollen, stellen z.B. fest, daß es einen Kausalzusammenhang gibt zwischen Persönlichkeitsstörungen einerseits und physiologischen Vorgängen andererseits. Sie stehen ferner vor der Schwierigkeit zu erklären, warum diese Vorgänge bei Beeinflussung durch Musik das Verhalten eines Menschen verändern können. Die folgenden beiden Hypothesen stützen die Grundsätze der dritten Sichtweise: EinE MusiktherapeutIn, der/die sich entschlossen hat, nach dem medizinischen Modell zu arbeiten, wird sich vermutlich von folgenden Annahmen leiten lassen:

1) Psychische Krankheiten sind grundsätzlich ebenso zu betrachten wie andere Erkrankungen. Hinter den Symptomen abnormen Verhaltens sind es stets organische, physiologische oder biochemische Prozesse, die jenes verursachen.

2) "Musik" ist so beschaffen, daß sie die Vorgänge, die hinter den Symptomen psychischer Krankheit liegen oder die Symptome selbst direkt erreichen und therapeutisch beeinflussen kann.

Ziel dieses Kapitels ist es, die beiden Hypothesen im Lichte späterer Forschungsergebnisse auf den Gebieten Psychiatrie, Psychologie und Musikpsychologie zu erläutern. Die erste Hypothese wurde von Autoren unterschiedlichster theoretischer Denkmodelle kritisiert. Die Lerntheoretiker standen im Zentrum dieser Auseinandersetzung und fanden Unterstützung durch Thomas Szasz. Von großer Bedeutung sind auch die theoretischen Überlegungen von Gregory Bateson über die "Double-Bind-Theorie".

* KAPITEL 2 * DAS MEDIZINISCHE MODELL

Englische Psychiater und Phänomenologen griffen die biologistische Haltung der klassischen Psychiatrie scharf an und sorgten zugleich für neue Anschauungen über interpersonelle Prozesse (vgl. Laing 1967, Laing und Esterson 1964, Cooper 1970). Auch so hervorragende Soziologen wie Erving Goffman und Thomas Scheff forderten den medizinischen Ansatz heraus. Die Aufzählung derjenigen, die etwas zu dieser andauernden Diskussion beigesteuert haben, ließe sich noch ergänzen. Bereits diese wenigen Beispiele können jedoch die Probleme erkennen lassen, die MusiktherapeutInnen bekommen, wenn sie sich innerhalb eines traditionellen Systems bewegen, das vom "Einfluß der Musik auf psychologische und physiologische Systeme des Menschen" abhängt.

Die zweite Hypothese berührte die "Thalamus-Theorie", die Altschuler als Teilaspekt musikästhetischer und musikpsychologischer Problemstellungen in die Musiktherapie mit einbrachte. Sie wird später noch näher ausgeführt.

Beide Annahmen, die Gleichsetzung von psychischen mit somatischen Erkrankungen und die Vorstellung von der direkten Wirksamkeit von Musik auf neurophysiologische Zusammenhänge sind kritisch zu beleuchten und dort, wo sich ihre Unhaltbarkeit herausstellt, durch alternative Theorien abzulösen.

Kritik am somatischen Krankheitsbegriff in der Psychiatrie I
- Der Begriff der Geistesstörung -

Thomas Szasz war in den 60-er Jahren einer der entschiedensten Kritiker des somatischen Krankheitskonzepts in der Psychiatrie:

"I submit that the idea of mental illness is now put to work to obscure certain difficulties which at present may be inherent - not that they need to be unmodifiable - in the social intercourse of persons. If this is true, the concept functions as a disguise; for instead of calling attention to conflicting human needs, aspirations, and values, the notion of mental illness provides an amoral and impersonal "thing" (an "illness") as an explanation for problems in living.... For those who regard mental illness as a sign of brain disease the concept of mental illness is unnecessary and misleading. For what they mean is that people so labeled suffer from a disease of the brain; and if that is what they mean it would seem better for the sake of clarity to say that and not something else" (Szasz 1961).

Im Gegensatz zu der Vorstellung von "Geistesstörung" als Ausdruck einer Hirnschädigung schlägt Szasz vor, die hinter der "Geistesstörung" liegenden Vorgänge als eine Kette unterschiedlicher, jedoch in sich zusammenhängender "Spiele" zu betrachten: "Der Kranke und seine Familie", "der Kranke und der Psychiater", "der Kranke und der Normale" u.a. "Themen" werden von verschiedenen "Kranken" in unterschiedlicher Weise gewissermaßen durchgespielt. Nach Szasz ist einer der wesentlichen Charakteristika dieser "Spiele" der Wunsch von Menschen, Aufmerksamkeit von ihrer Umgebung zu erhalten. Auch Eric Bernes Formulierung von interpersonellen Prozessen als "Spiele" erlangte - ebenso wie die Überlegungen von Szasz - einen hohen Bekanntheitsgrad (vgl. Berne 1964).

Der Soziologe Thomas Scheff (vgl. Haugsgjerd 1970) hat in ähnlicher Weise versucht, "Geistesstörung" in enge Beziehung zum Rollenspiel zu setzen. In seiner Darstellung psychischer Krankheiten stützt er sich ausschließlich auf die theoretischen Konzepte der Soziologie: Norm, Rolle, abweichendes Verhalten, Status. Jegliche zwischenmenschlichen Beziehungen, formelle oder informelle, sind nach Scheff geregelt durch gesellschaftliche Normen. Ebenso oft, wie wir uns unreflektiert nach ihnen richten, verstoßen wir gegen sie. Viele Verstöße werden von unserer Umgebung kaum bemerkt. Gewisse Vorfälle aber werden sehr wohl registriert und als "Abweichung" interpretiert. Verschiedene Typen der Devianz werden in unterschiedlicher Weise wahrgenommen als asoziales Verhalten, als Unhöflichkeit, als Originalität etc. Jene Formen, die nicht direkt in solche Begriffe gefaßt werden können, bezeichnet Scheff mit "residual deviance". Im Mittelalter wurde solche Rest-Devianzen "Besessenheit von bösen Geistern" genannt. Das Zeitalter der Aufklärung definierte sie mit "Geisteskrankheit" (vgl. Scheff 1966, 1967, Spitzer und Denzin 1968 sowie Foucault 1965).

Einen wichtigen Beitrag zur Theorie der Schizophrenie leisteten Gregory Bateson und seine Mitarbeiter (vgl. Haugsgjerd 1970). Sie erforschten u.a. die Kommunikationsmuster von Familien, deren eines Mitglied als schizophren galt. Ihre darauf begründete Theorie läßt sich folgendermaßen skizzieren: Mitglieder einer Gruppe sind fortwährend damit beschäftigt, sich gegenseitig ihre Gefühle zu offenbaren - verbal oder nicht-verbal. Neben den direkten sprachlichen Mitteilungen wird auf einer zweiten Ebene kommuniziert, und zwar mit den Mitteln von Intonation, Mimik, Körperausdruck etc. Diese Ebene der "Meta-Kommunikation" gibt uns einen Hinweis auf die wirkliche Bedeutung direkter Kommunikation. Sie bestärkt oder entkräftet, was zur gleichen Zeit die Worte sagen.

Als eine häufige Form gegenläufiger Kommunikationsebenen beschreibt Bateson das Phänomen der "Doppel-bindung" ("double bind"): Ein Individuum erhält eine Botschaft, z. B. eine Bitte, eine Einladung, (a). Auf einer anderen Ebene wird dann etwas signalisiert, was im Gegensatz zu dieser Aussage steht (b). Schließlich wird eine dritte Information gegeben, die das Individuum daran hindert, auf die Situation mit den zwei vorangegangenen gegensätzlichen Botschaften einzugehen (c). Auf diese Weise gerät es in eine hoffnungslose Situation, in der es gefangen ist, gelähmt, und aus der kein Entrinnen möglich ist. Was immer das Individuum tut, es ist in jedem Fall falsch.

Ein Beispiel für eine solche "Doppelbindungs-Situation": Eine Mutter besucht ihren Sohn, der nach einem "Nervenzusammenbruch" in die Psychiatrie eingeliefert worden ist. Während sie sich ihm nähert, öffnet sie ihre Arme, um ihn zu begrüßen (a). Sie verkrampft sich jedoch und bekommt einen starren, unnatürlichen Gesichtsausdruck, sobald er sich einen Schritt auf sie zubewegt (b). Er hält inne und zögert. Darauf sagt sie: "Liebling, hab' keine Angst, deine Gefühle zu zeigen" (c). (vgl. Haugsgjerd a.a.O., S. 119).

Eine zentrale Stellung in der modernen Psychiatrie nahm der Psychiater Ronald Laing ein. Vor dem Hintergrund seiner psychoanalytischen Ausbildung und der intensiven Beschäftigung mit Existenzphilosophie schuf er mit seinem Erstwerk "The Divided Self" (1960) die existenzialistisch-phänomenologische Grundlage für das Verstehen interpersonellen Verhaltens. Gleichzeitig nutzte er diese Grundlage, um die innere Welt schizophrener, psychotischer Menschen zu erhellen. Das folgende Buch "The Self and Others" (1961) macht die Entwicklung eines psychotischen Zustands verständlich, wenn man sie im familiären Kontext betrachtet. Ein weiteres Buch mit dem Titel "Sanity, Madness and the Family", das Laing gemeinsam mit dem britischen Psychiater A. Esterson herausbrachte (Laing und Esterson, 1964), arbeitete diesen Aspekt noch gründlicher heraus. Laing und Esterson weisen hier nach, daß psychotisches Verhalten - auch wenn es aus dem sozialen Kontext herausgelöst gänzlich unverständlich erscheint - innerhalb des Zusammenhangs der Primärgruppe immer seinen spezifischen Sinn erhält:

> "We set out to illustrate by eleven examples that if we look at some experience and behavior without reference to family interactions, they may appear comparatively socially senseless, but that if we look at the same experience and behavior in their original family context they are liable to make more sense" (Laing und Esterson 1964, S. 12).

Mit Hilfe ihrer Methode gelang es Laing und Esterson, zur gleichen Zeit jedes Familienmitglied (a), die Beziehungen der Familienmitglieder untereinander (b) sowie das Familiensystem selbst (c) zu studieren. Es gelang, die Phänomene eines "psychotischen Schubs" zu beschreiben und zu erklären und damit eine neue Theorie zu schaffen::

> "...signs and symptoms that are almost universally regarded in the psychiatric world as 'caused' by a disease, i.e., organic pathological process probably largely determined by genetic constitutional factors, which destroy or impair the organism's capacity to experience and to act in various ways" (ebd. S. 47).

In ähnlich kritischer Weise hatten sich auch schon Lerntheoretiker mit dem traditionellen psychiatrischen Krankheitsverständnis auseinandergesetzt. Sie meinten, daß dem eigentümlichen abnormen oder kranken Verhalten des Individuums bestimmte dahinterliegende Ursachen zugrundeliegen müßten. Jedoch lehnten sie die Existenz unbewußter Motive ab, wenn es um abweichendes Verhalten ging. Eysenck schreibt:

> "Learning theory does not postulate any such 'unconscious causes' but regards neurotic symptoms as simple learned habits; there is no neurosis underlying the symptom, but merely the symptom itself. Get rid of the symptom and you have eliminated the neurosis". (Eysenck in: Ullmann and Krasner 1969)

Aus diesem Blickwinkel kann auch nicht-angepaßtes Verhalten als gelernt gelten. Die Entwicklung und Aufrechterhaltung nonkonformen Verhaltens ist nämlich grundsätzlich nicht anders zu beurteilen als irgendein anderes Verhalten.

Die verschiedenen Wege klinischer Behandlungs- und Veränderungsstrategien werden mit "Verhaltensmodifikation" bezeichnet. In Kapitel 3 werden wir näher auf die Frage nach der Beziehung von Musiktherapie und Verhaltensmodifikation eingehen.

Kritik am somatischen Krankheitsbegriff in der Psychiatrie II
- Nicht die Menschen sind krank, sondern die Institution -

Oftmals sind es die Institutionen selbst, die "abweichendes" oder "gestörtes" Verhalten aufrechterhalten oder überhaupt erst schaffen. Goffman konnte in seinen Buch "Asylums" (1961) zeigen, daß große Institutionen wie psychiatrische Kliniken einen negativen Einfluß auf das Verhalten von Patienten ausüben. "Geisteskrankheit" wird häufig innerhalb des klinischen Settings und als Ergebnis materieller und struktureller Gegebenheiten im Krankenhaus selbst gelernt. Auch die spezifischen Interaktionsmuster zwischen Pflegepersonal und PatientInnen leisten ihren Beitrag zu dieser Entwicklung.

Die massive Kritik an diesen Umständen führte in den 70-er Jahren zu einer umfassenden Psychiatrie-Reform. Die radikale Schließung der großen psychiatrischen Kliniken Italiens zog eine Politik der dezentralen, polyklinischen Versorgung auch in anderen Ländern nach sich. Organisationsformen waren u.a. "Day-Care Centers", "Gemeindepsychiatrie" oder auch die ambulante Versorgung in den eigenen vier Wänden.

Diese Reform wurde von manchen Politikern nur widerwillig unterstützt, besonders dann, wenn es galt, alternativen gemeindenahen Behandlungsformen Geld zukommen lassen. Die Folge war, daß in vielen Ländern ehemalige Psychiatrie-Patienten entweder zu einer Gruppe von Heimatlosen, Ausgestoßenen wurden, oder ihre jeweilige Familie hatte ein ungeheures Maß an Kraft zu investieren, um wieder die Hauptverantwortung zu übernehmen.

Heute stellen auch die Kritiker des medizinischen Modells fest, daß Institutionen doch nicht ohne weiteres entbehrlich sind. Allerdings müßten auch die Institutionen selbst behandelt werden. Unsere Gesellschaft braucht offenbar Orte für "Menschen mit Schwierigkeiten", Anlaufstellen, die man auch für einen längeren Zeitraum aufsuchen kann, um den eigenen Weg (wieder) zu finden. Institutionen können im Prinzip solche "Orte des Wachsens" darstellen, falls die politisch-ökonomische Unterstützung für die Wachstumsbedürfnisse der betreffenden KlientInnen in ausreichendem Umfang gewährt wird. Größte Beachtung hat dabei jedoch der kontinuierlichen Reflektion von Routine, Rollen und Interaktionsmustern zwischen den MitarbeiterInnen dieser Institutionen zu gelten, sollen die Institutionen als "Orte des Wachsens" auch dauerhaft Bestand haben.

Für MusiktherapeutInnen sind diese Überlegungen geradezu zentral zu nennen. Zu einer verantwortungsbewußten therapeutischen Arbeit gehört das Verstehen des Kontexts sowie seines möglichen Einflusses auf die aktuelle praktische Arbeit unbedingt dazu.

Er spielt - dies zeigt das zunehmende Bedürfnis nach Supervision in ihren verschiedenen Ausformungen (vgl. Decker-Voigt 1988) - in den Reflexionen praktizierender MusiktherapeutInnen eine große Rolle, scheint die "eigentliche" Arbeit gelegentlich gar zu überlagern. In den musiktherapeutischen Schriften und Publikationen wird dem Aspekt der Wechselwirkung von Musiktherapie und Institution allerdings noch wenig Beachtung geschenkt.

MusiktherapeutInnen sollten nicht nur die institutionelle Umgebung, in der sie praktizieren, mit dem nötigen kritischen Bewußtsein wahrnehmen. Sie müssen auch die Kritik an den Theorien des medizinischen Modells in ihr Denken einbeziehen, ebenso alternative Lerntheorien und aktuell bedeutsame soziologische Fragestellungen im Zusammenhang mit der Erklärung abweichenden Verhaltens. Andernfalls wird der/die MusiktherapeutIn selbst zum Opfer einer kranken Institution und hält deren zerstörerische Strukturgegebenheiten mit aufrecht, während er/sie die Schuld für unbefriedigende Ergebnisse der musiktherapeutischen Arbeit bei sich selbst oder - was noch schlimmer wäre - beim Patienten sucht.

Durch die Auseinandersetzung um das medizinische Modell wird die Aufmerksamkeit von MusiktherapeutInnen schließlich auf das Zusammenspiel medizinischer, psychologischer und soziologischer Themen gelenkt, soweit diese - möglicherweise als heftig umkämpfte Streitpunkte - die Resultate musiktherapeutischer Vorgehensweisen beeinflussen.

Diese kurze Zusammenstellung der am meisten verbreiteten Theorien und Streitpunkte innerhalb der Psychiatrie zeigt deren Vielfalt. MusiktherapeutInnen sollten sich mit ihnen kritisch auseinandersetzen, wenn sie ihr einzigartiges Medium, die Musik, in einer Weise verwenden wollen, die sich im Einklang befindet mit wissenschaftlichen Postulaten und Ideen. Die jeweiligen theoretischen Richtungen können wichtige Hinweise für die tägliche Arbeit geben. Allerdings ist zu bedenken, daß die Musiktherapie mit einem Instrument von ganz besonderer Qualität ausgestattet ist. Die Wirksamkeit ihrer Klang - und Aktionsmöglichkeiten konnte auf vielen Gebieten unter Beweis gestellt werden. Vor dem Hintergrund medizinischer und psychiatrischer Konzepte sind aber noch grundlegende Fragen zu erforschen wie z. B.: Welches sind die mit dem Phänomen Musik verbundenen Prozesse? Welchen Einfluß hat Musik auf Menschen? Wie kann dieser Einfluß für die Therapie genutzt werden?

Kritik am mechanistischen Musikkonzept
- Musik als gelernter Code -

Eine zweite - für das medizinische Modell zentrale - Voraussetzung betrifft das Wesen der Musik und ihre Wirkung auf Menschen. In der Geschichte der Musiktherapie finden wir tief verwurzelte mechanistische Auffassungen von den Effekten der Musik. Wie wir in einem späteren Kapitel

KAPITEL 2 * DAS MEDIZINISCHE MODELL

anhand verschiedener Konzepte von Musik in der Musiktherapie noch näher ausführen werden, enthält die mechanistische Sichtweise eine Vorstellung von Musik, die deren Einfluß im wesentlichen auf körperliche Reaktionsweisen beschränkt sieht. Termini wie "Schwingungen", "Körpersäfte", "Temperamente", "Nervenbahnen", die die jeweiligen musikalischen Eindrücke transportieren, treten auf (vgl. Kümmel 1977).

Diese Auffassungen gehen einher mit einem Theoriedefizit bezüglich der Frage nach der Wechselwirkung von körperlichen und seelischen Vorgängen. Heutige Forschungen über die physiologischen Wirkungsweisen der Musik entbehren bislang einer umfassenden Diskussion des Stellenwerts physiologischer Datensammlungen und ihres Bezugs zum Musikerleben. Auch die Rolle der Wahrnehmung bei musikalischer Aktion bzw. Rezeption müßte ausführlicher erörtert werden.

Revers (1975) weist in einem Beitrag über physiologische Aspekte des Musikerlebens darauf hin, daß z.B. die Aufzeichnungen der polygraphischen Messung die allgemeinen Bedingungen von Spannungs- und Erregungszuständen repräsentiere. Diese so ermittelten Wirkungsweisen seien Grundlage jeglicher psychologischen Prozesse. Jedoch sei es nicht möglich, von diesen Ergebnissen auf die Bedeutung der emotionalen Zustände für das Leben eines Individuums zu schließen. Die Forschungen konnten auch zeigen, daß bei einer unter Drogeneinfluß stehenden Person solche physiologischen Effekte von Musik nicht beobachtbar sind. Dies schließe jedoch eine spezifische affektive Beteiligung bei gehörter Musik nicht aus.

Es scheint also eine ziemlich komplexe Verbindung zu geben zwischen der psychologischen Wirkung von Musik und den begleitenden körperlichen Reaktionsweisen, was es MusiktherapeutInnen erschwert, von Musik im Sinne pharmakologischer Traditionen - entsprechend den Prinzipien des medizinischen Modells - Gebrauch zu machen. Rauhe erwägt:

"Vor dem Hintergrund der Diagnose und Anamnese sollte die therapeutische Musik oder musikalisch-improvisatorische Interaktionsform nach spezifischen Wirkungskriterien ausgewählt werden, die in Analogie zur Pharmakologie mit Hilfe einer stringenten Systematik und Methodik erforscht werden müssen" (vgl. Rauhe 1986, S. 12f.)

Allerdings räumt Rauhe ein:

"Der Vergleich dieser musiktherapeutischen Wirkungsforschung mit der Pharmakologie ist jedoch insofern problematisch, als Musik nicht so exakt meßbar ist wie die chemische Substanz eines Medikaments,..." (ebd. S. 13)

Nach der "Thalamus-Theorie" oder auch "Cannon-Bard Theory of Emotion" wird der direkte Einfluß von Musik auf Hirnfunktionen erklärt. Musik vermag danach den "Thalamus" zu erreichen, noch bevor andere Gehirnzentren tätig werden. (Dies ist aus der Sicht der Musiktherapie natürlich hochinteressant.) Der Thalamus wiederum regt automatisch die Großhirnrinde an - den Sitz höherer Hirntätigkeiten wie Denken und Urteilen (vgl. Walters 1954, S. 39). Altschuler charakterisiert die Bedeutung dieser Theorie für die Psychiatrie:

"There are nervous and mental patients who cannot be reached through the spoken word (that is, through the master brain), because these patients are either inattentive, distractible, confused, depressed, hallucinated or in a state of anxiety which makes verbal contact next to impossible. It is precisely here that music makes itself useful. Music which does not depend upon the master brain to gain entry into the organism, can still arouse by the way of the thalamus - the relay station of all emotions, sensations and feeling. Once having been able to reach the thalamus, the master brain is automatically invaded, and if continued for some time, a closer contact between the master brain and the world of reality can thus be established." (Altschuler 1954, S. 30)

Die Funktion des Thalamus ist der entscheidende, aber auch kritische Punkt dieser Theorie. Ist es wirklich so, wie behauptet wird, daß musikalische Stimuli auf den Thalamus treffen und dieser dann automatisch die Großhirnrinde anregt, um damit "das innerpsychische Geschehen eines Menschen" zu erreichen?

Hilgard und Atkinson geben in einer Diskussion über verschiedene Theorien von Emotion zu bedenken:

"But the thalamic theory itself has come under attack because other areas of the brain may be as active in emotion as the thalamus, and it is unclear that the thalamus acts just the way Cannon and Bard said it did."(Hilgard und Atkinson 1967, S. 173).

Man muß sich also mehr mit den Pfaden befassen, die musikalische Reize gehen, nachdem sie die Cochlea (Schnecke) verlassen haben. Nach Terence McLaughlin (1970) werden die Stimuli auf direktem Weg auf das Hörzentrum übertragen:

"It is important to remember, whatever the mechanism of memory, that the patterns which are processed in the brain are patterns of electrical impulses, and are composed of

* KAPITEL 2 * DAS MEDIZINISCHE MODELL

exactly the same type of pulses as are used in all nervous activity. Therefore, as we have seen before, the only way that we know a particular pattern is "hearing" - in fact, the only meaningful definition of hearing - is that these patterns are travelling from the ear to the auditory cortex. The same pattern of pulses may by chance be passing from the retina of the eye to the visual cortex, but in this case we will call the pattern sight. Now this arrangement is very reliable as long as the signals stay in the straight neuron line between the ears and the auditory cortex or the eye and the visual cortex. What do we make of them if they are diverted into a data-processing stage? There is nothing to show that pattern A came from the ear and pattern B from the eye, and if they happen, as we have postulated, to be identical apart from their source, they will be identical in any other part of the brain, than the approximate cortex areas." (McLaughlin 1970, S. 59)

Bisher können nur Vermutungen darüber angestellt werden, was wirklich geschieht, sobald die musikalischen "Patterns" das Hörzentrum verlassen. Mit Hilfe von Konzepten der Informationstheorie versucht McLaughlin die Hirnaktivitäten zu beschreiben:

"No one knows exactly how the patterns are compared - whether they are sent from the auditory cortex (in our example - a musical pattern) to another part of the brain for checking against the "files" of memories, or whether they are studied and assessed on their way to the auditory cortex from the ear." (McLaughlin, ebd., S. 59)

Diese jüngeren Diskussionen über die Beziehung von Musik und Hirnfunktionen zeigen, daß musikalische "Patterns" innerhalb höherentwickelter Hirnschichten lokalisierbar sind, sofern sie "eingespeichert" und als musikalische "Patterns", identifiziert sind. Eine der Materie angemessene, komplexe Betrachtungsweise also, wenn es um Zusammenhänge zwischen Musik und den verschiedenen Bereichen des Gehirns geht. Keine Spur davon, daß der Thalamus "die Großhirnrinde automatisch anregt". Es gibt demzufolge auch keinen Grund anzunehmen, daß die "Sprache" Musik fähig sei, über den Thalamus Teile der menschlichen Psyche zu erreichen, die der Realität sonst verschlossen bleiben. Natürlich ist es dennoch möglich, daß Musik vor allem jene Menschen in besonderer Weise erreicht, die für eine sprachliche Kommunikation nicht zugänglich erscheinen. Solche Phänomene sind jedoch derart komplex, daß sie zu ihrem Verständnis eines gänzlich anderen Bezugsrahmens bedürften.

Diese Auseinandersetzung führt auch zu der Frage, was Musik an Information oder "Botschaft" beinhaltet. Wie kann Musik einen Teil der menschlichen Psyche ansprechen, der nicht offen ist für verbale Kontaktaufnahme?

Die Vermutung liegt nahe, daß Musik vorwiegend solche Assoziationen und Ideen anregt, die im Verborgenen liegen. Dies können Phantasien sein, die dem Individuum zu bedrohlich erscheinen, als daß eine Konfrontation mit ihren Inhalten auf verbaler Ebene möglich erschiene. Musik ist nun in der Lage, die innere Welt des Menschen sozusagen durch die "Hintertür" zu erreichen. Die inneren Bilder und Zerrbilder geraten in Aufruhr durch musikalischen Ideenreichtum.

Der Gedanke eines Zusammenhangs zwischen der Innenwelt des Menschen und Strukturen und Inhalten der Musik ist allerdings nur dann zu akzeptieren, wenn eine Entscheidung über die kommunikative Bedeutung von Musik getroffen ist. Leonard B. Meyer (1956) entwickelt wesentliche Gedanken zu diesem Aspekt. Er stellt fest, daß Musik bestimmte Erwartungen weckt. Diese sind das Produkt von Verhaltensweisen, die in Verbindung stehen mit besonderen musikalischen Stilrichtungen und mit den Formen menschlicher Wahrnehmungsprozesse, Denkvorgänge und Reaktionsweisen, mit den psychologischen Gesetzmäßigkeiten des geistig-seelischen Lebens also. Eine Erwartung wird innerhalb einer speziellen Situation durch musikalische Reize geweckt. Diese Erwartung ist im Sinne einer Ausdruckstendenz zu verstehen. Damit einhergehend werden Gefühle und Affekte angeregt, die jedoch zugleich wieder verdrängt werden, sei es vorübergehend oder aber auf Dauer. Innerhalb der Musik gibt es keinen Hinweis auf außermusikalische Ereignisse. Musik ist jedoch in der Lage, menschliche Gefühle auszudrücken, weil sie zur gleichen Zeit Tendenzen aktiviert, sie blockiert und für bedeutende und wichtige musikalische Lösungen sorgen kann. Ein musikalischer Reiz oder eine Reihe von Stimuli weist nicht auf außermusikalische Gedanken und Tatbestände hin, sondern auf weitere in Aussicht stehende musikalische Ereignisse. Musik "transportiert" keine benennbare, sondern eine versinnbildlichte Bedeutung. *Die Bedeutung von Musik liegt damit innerhalb der Musik selbst.*

Das Medizinische Modell übersieht - ebenso wie andere theoretische Modelle auch - augenscheinlich die Bedeutung von Lernprozessen und des umgebenden Gesellschaftssystems für die Entwicklung musikalischer Wahrnehmungsvorgänge. Psychologische wie auch musikalisch-anthropologische Forschungen konnten nachweisen, daß "Musik" zum einen subjektiv sehr verschieden wahrgenommen wird, zum anderen stark von den Normen einer bestimmten Kultur bzw. Subkultur abhängt. Die Bedeutung, die

* KAPITEL 2 * DAS MEDIZINISCHE MODELL

Menschen einer Musik entnehmen, die Wertschätzung, die sie ihr verleihen und die Handlungsweisen, die durch Musik hervorgerufen werden, sind nicht vorhersagbar - geschweige denn vor- oder verschreibbar. Viele Untersuchungen beinhalten nämlich - zumeist implizit - bestimmte ethnologische Vorstellungen über Musik, stehen in Beziehung zu diesen und können demzufolge nicht "objektiv" sein. Wohl können Menschen desselben Kulturkreises ähnliche Reaktionsweisen auf bestimmte musikalische Werke zeigen und diese mit ähnlichem Bedeutungsgehalt belegen. Dennoch erhalten wir mehr und mehr Beweise von dem Irrtum einer eindeutigen Dekodierung der "Symbolsprache Musik", wie sie in der Musikkultur weitverbreitet ist.

Jüngste medienkundliche Untersuchungen sollten am medizinischen Modell orientierte MusiktherapeutInnen wachrütteln, auf daß sie die Rolle von Musik in der Musiktherapie überdenken mögen.

Abschließend ist noch zu ergänzen, daß Musik in der Medizin bisher überwiegend im Zusammenhang mit "Geisteskrankheit" Verwendung fand. Eine neuere, außerordentlich ertragreiche Dokumentation über den Gebrauch von Musik bei der Reduzierung von Streß und Schmerzempfinden bei verschiedenen Krankheitsbildern erstellte Spintge (1985). Diese Anwendungsweisen finden lebhafte Beachtung und Akzeptanz innerhalb der Ärzteschaft. Gleiches kann über Musik in der Regulation von Spannungszuständen in Verbindung mit Entspannungsverfahren gesagt werden, wie es vor allem Schwabe in seiner Methode der "Regulative Musiktherapie (RMT)" (vgl. Schwabe 1979) ausführlich dargelegt hat (vgl. ebenso Willms 1977).

In den meisten Fällen sind die dokumentierten Verfahren offen, was die Auswahl bestimmter musikalischer Werke angeht. Sie beziehen in ihre Überlegungen die Bedeutung des Kriteriums "Code-Vertrautheit" ein, d.h. die Wirksamkeit erscheint dort am offenkundigsten, wo der Patient in irgendeiner Weise in die Überlegungen hinsichtlich Auswahl einbezogen wurde (vgl. Rauhe 1977).

Zusammenfassung

Gegenstand dieses Kapitels waren die durch Musik hervorgerufenen physiologischen Reaktionsweisen sowie ihr möglicher Nutzen für die psychiatrische Behandlung. Die erste Schwierigkeit, mit der wir es zu tun hatten, lag in der Beziehung zwischen einem solchen Ansatz sowie dem traditionellen medizinischen Vorgehen in der Psychiatrie. Es wurde gezeigt, daß das "medizinische Modell" auf heftige Kritik vonseiten der Soziologie, der Kommunikationstheorie, der Theorie des Rollenspiels sowie von Lerntheorie und existenzialistisch-phänomenologischer Theorie stieß. Diese verschiedenen theoretischen Orientierungen haben zu alternativen Erklärungsmodellen geführt, die Charakter und Entstehung abweichenden Verhaltens aus einer anderen Perspektive betrachten, aufgrund derer die Phalanx konventioneller Behandlungsmethoden durchbrochen werden kann.

Die Beschäftigung mit den vielfältigen affektiv-emotionalen Reaktionsweisen auf Musik ergab, daß diese als Ergebnis von Erwartungen zu sehen sind, die sich als Beziehung von Individuum und verschiedenen musikalischen Stilrichtungen entwickelt haben. Die physiologische Reaktion kann gesehen werden als Reaktion auf die geistigen Potentiale ("mental set") des Hörers oder als Begleiter emotionaler Empfindungen. Im Gegensatz dazu wird in einer anderen Theorie begründet, daß physiologische Reaktionsweisen erst die physiologische Umgebung schaffen, die für das Hervorrufen von Emotionen erforderlich ist. Mit der Existenz dieser Bedingung nimmt die Wahrscheinlichkeit emotionaler Responses zu.

Das entscheidende Problem ist dabei die Frage nach dem Charakter des jeweiligen Gefühls oder der affektiven Reaktion auf Musik. Oder, um es genauer zu sagen: Wie sind affektive Responses strukturiert? Wieweit stehen die durch Musik geweckten Assoziationen in Beziehung zu den spezifischen Nöten eines Menschen oder seinen eigentümlichen Verhaltensweisen? Wie können emotionale Wirkungen der Musik im Lichte der in diesem Kapitel referierten Theorien verwendet werden?

KAPITEL DREI

PSYCHOANALYTISCHE THEORIEN

KAPITEL 3

PSYCHOANALYTISCHE THEORIEN

Welchen Standpunkt nimmt die Psychoanalyse gegenüber Musik ein? Wie sieht sie die Praxis der Musiktherapie? Was ist eine psychoanalytisch orientierte Musiktherapie? Auf diese Fragen wollen wir in dem folgenden Kapitel eine Antwort geben. Dabei geht es uns nicht allein um einen Überblick über vorhandene Sichtweisen. Vielmehr geht es auch um eine nähere Betrachtung der Hauptkritikpunkte gegenüber der Psychoanalyse ganz allgemein, wie sie in jüngster Zeit verstärkt geäußert wurden. Wieweit dieser Kritik eine Bedeutung für die Anwendung von Musik in der psychoanalytisch orientierten Therapie zukommt - auch dies gilt es dabei aufzuzeigen.

Musikbegriff und psychoanalytische Theoriebildung

Die großen Psychoanalytiker haben das Feld der Musik kaum einmal gestreift, geschweige denn sich intensiver mit Musik befaßt. Sie entwickelten umfassende Theorien für verschiedene Gebiete menschlicher Erfahrung und Tätigkeit. Im Laufe der Zeit wurden dabei vereinzelt auch Fachartikel zum Thema Musik veröffentlicht. Diese stellen jedoch bis heute kein einheitliches Denksystem dar (vgl. Noy 1966, S. 126), sondern behandeln jeweils von einem anderen Blickwinkel aus diesen Bereich menschlichen Lebens. Für gewöhnlich fehlt der Terminus "Musik" in psychoanalytischen Diskussionen über Kunst gänzlich. Ein Grund ist vielleicht in einem Ausspruch von Sachs zu erkennen, der Musik bezeichnet als "this difficult subject lying farthest from psychoanalytical exploration" (Sachs 1921). Einige Theoretiker sehen in dieser Vernachlässigung von Musik eine Art unbewußten Widerstand gegenüber den emotionalen Qualitäten von Musik. Die Abneigung gegenüber Musik läßt sich bis hin zu Freud zurückverfolgen. Im Jahr 1914 führt er aus:

KAPITEL 3 * PSYCHOANALYTISCHE THEORIEN

"...Kunstwerke üben eine starke Wirkung auf mich aus, insbesondere Dichtungen und Werke der Plastik, seltener Malereien. Ich bin so veranlaßt worden, bei den entsprechenden Gelegenheiten lange vor ihnen zu verweilen, und wollte sie auf meine Weise erfassen, d.h. mir begreiflich machen, wodurch sie wirken. Wo ich das nicht kann, z.B. in der Musik, bin ich fast genußunfähig. Eine rationalistische oder vielleicht analytische Anlage sträubt sich in mir dagegen, daß ich ergriffen sein und dabei nicht wissen solle, warum ich es bin und was mich ergreift." (Freud, S. 1914, S. 197)

Theodor Reik (1953) beziehten sich auf dieses Zitat, wenn er feststellt:

"The most important part of this statement is the admission that he is or was affected by music. Such an avoidance of the emotional effects of melodies can sometimes be seen in people who feel endangered by the intensity of their feelings. It seems to me that Freud built up similar defenses and later hardened himself against the emotional appeal of music" (Reik 1953, S. 4 f.)

In den psychoanalytischen Schriften über Musik finden sich keinerlei Hinweise auf Einzelaspekte der Musik. Sieben Gegenstände der Betrachtung lassen sich jedoch herausarbeiten:

- die Sprache der Musik
- die Entwicklung der musikalischen Sprache
- die innerpsychischen Quellen der Musik
- Musik und Gefühle
- die Struktur der Musik
- die Persönlichkeit des Musikers
- die Funktionen von Musik

Die Sprache der Musik

Die Betrachtung von Musik als Form von Sprache geschieht auf drei Ebenen:
- spezifische Eigenschaften der Musik-Sprache in Abgrenzung zu Eigenschaften der Wort-Sprache,
- Analogien zwischen Musik und anderen Formen des Ausdrucks hinsichtlich ihrer akustischen Bedeutung,
- unbewußte Inhalte von Musik im Sinne symbolischer Patterns (vgl. Noy 1967, S. 10)

META-MUSIKTHERAPIE

Es hat eine Reihe von Versuchen gegeben, in der Musik einen Symbolismus von universellem Ausmaß aufzuspüren. Dieser sei dem Einzelnen unbekannt gewesen, bis er durch die Psychoanalyse belegt wurde. Montani (1945, S. 225-227) vertritt die Auffassung, daß Moll-Klänge - mit dem Charakteristikum der kleinen Terz - für Gefühle von Leid, Bestrafung und Schmerz stehen. Diese Empfindungen werden als charakteristische Reaktion auf den "Kastrationskomplex" gesehen. Derselbe Autor betrachtet primitive, nicht-instrumentale Musik als Zeichen für Narzißmus, für die Sehnsucht nach "guten" Harmonien und "Massenekstase". Gelegentlich liegen die Assoziationen auf der Hand, wie etwa beim Zusammenhang von Rhythmus und Geschlechtsakt.

Wenig Übereinstimmung gibt es hinsichtlich einer bestimmten Bedeutung von Musik. Was wodurch symbolisiert wird, bleibt unklar. Farnsworth stellt fest:

"To most people the real essence of music lies in the fact that it gives each person an opportunity to project his private experiences through his own personal images or even to listen without trying to elicit images of any sort (Farnsworth, S. 96).

Die Entwicklung der musikalischen Sprache

Es gibt in der Erforschung des Ursprungs von Musik unterschiedliche Wege der Theoriebildung. Einige Wissenschaftler leiten die Entstehung der musikalischen Sprache aus den historischen Wurzeln der Musik ab, indem sie Quellen über prähistorische Phasen der Menschheitsgeschichte heranziehen. Andere wenden sich den kindlichen Entwicklungsabschnitten zu und untersuchen die ersten Stufen im Leben von Kindern, um von hier aus Aussagen zu treffen.

Gaston Bachelard beschreibt, wie Urmenschen während ihrer Bemühungen Feuer zu machen auch gelernt haben zu singen:

"To set fire to the stick by sliding it up and down in the groove in the piece of dry wood takes time and patience. But this work must have been very agreeable to an individual whose reverie was wholly sexual. It was perhaps while engaged in this gentle task that man learned how to sing" (Bachelard 1964, S. 28).

Theodor Reik hatte vermutlich Freuds "Totem und Tabu" (Freud 1913) im Sinn, als er meinte, daß die Hauptquelle aller Musik der Totemkult sei. Er folgerte daraus, daß Musik in ihrem Klang den Totemkonflikt in all seinen Aspekten reflektierte: Wünsche, Verbote, Schuldgefühle. Sorgfältig

* KAPITEL 3 * PSYCHOANALYTISCHE THEORIEN

arbeitete Reik den Ursprung von Musik innerhalb der Totemrituale heraus. Er hebt außerdem den Zusammenhang von Musik und Tanz als typisches Merkmal des ursprünglichen Musikgebrauchs hervor (Reik 1928, S. 277).

Zahlreiche psychoanalytische Abhandlungen über Musik verfolgen die Anfänge musikalischer Aktivitäten zurück bis in die ersten Kindheitsstufen, oder - um es in ihrer Terminologie zu sagen - bis zu jenem Entwicklungsstadium, in dem die narzißtische Libido zur Objektliebe fortgeschritten ist. Die meisten Autoren heben hervor, daß Musik in Beziehung steht zu den frühesten narzißtischen Perioden der psychologischen Organisation, in denen das Ego noch keine klaren Grenzen zu ziehen vermag zwischen Selbst und Realität (Noy 1967 (a), S. 17).

Bislang ist es keiner psychoanalytischen Studie gelungen, eine Integration vorzunehmen zwischen dem "historischen Ansatz" und dem "Entwicklungansatz". Einen Versuch in diese Richtung unternahm der Musikwissenschaftler Nettle (vgl. Noy ebd., S. 15). Er beobachtete, daß die für Kinder typischen musikalischen Formen den gleichen Prinzipien folgen wie diejenigen primitiver Stämme. So sind die ersten gesungenen Melodien von Kindern auf der kleinen Terz oder der großen Sekunde aufgebaut. Rhythmisch sind sie strukturiert als Sequenzen von gleicher Dauer, die jeweils einen längeren Ton folgen lassen. Wir finden diese Struktur z. B. bei zwei der gebräuchlichsten deutschen Kinderlieder wieder: "Hänschen klein" und "Backe, backe Kuchen". (Das Eröffnungsmotiv in Beethovens 5. Sinfonie weist übrigens die gleiche Struktur auf.) Auch die Melodien von Naturvölkern präsentieren häufig die gleichen Elemente.

Innerpsychische Quellen von Musik

Die Psychoanalyse sieht Kunst als Ausdruck eines Transformationvorganges von Trieben und Wünschen, die ihren Ursprung im Unbewußten haben. Ein bestimmtes Potential an Triebenergie aktiviert diesen Transformationsprozeß. Sie findet in ihm Ausdruck und Befriedigung. Im Lichte von Freuds Ansichten über Sublimierung wird Kunst als primäre sexuelle Energie verstanden (vgl. Freud 1905, S. 141). Im Zusammenhang mit dieser "Libido-Theorie" stellt Musik eine spezifische Form der Lustbefriedigung dar. Diese Anschauung scheint sowohl für musikalisch-kreative Aktivitäten zu gelten als auch für das passive Hören von Musik. Pfeifer liefert uns dazu folgende Erklärung:

META-MUSIKTHERAPIE

"Music is a kind of initiatory pleasure which has become an end in itself, its organization being narcissistic and pregenital - a phenomenon of conversion at a pregenital level, something after the pattern of anal erotisism." (Pfeifer zit. b. Noy, a.a.O., S. 20).

Ein weiterer Autor, Coriat stellt fest:

"Music increases narcissistic pleasure, it reanimates it as pure libido gratification rather than an intellectual process." (Coriat, zit. b. Noy, a.a.O., S. 20).

Auch den einzelnen Elementen der Musik - Rhythmus, Melodie, Harmonie und Modalität - wird eine spezifische psychodynamische Bedeutung zugeschrieben. Eine tiefere Bedeutung läßt sich z. B. in rhythmischen Wiederholungen und Akzenten aufspüren: Ein gleichförmiger Rhythmus führt zu allmählicher Befreiung von sexuellen Spannungen. Über Melodiebildungen wird gesagt, daß die jeweilige Tonhöhe bestimmt wird durch das proportionale Verhältnis zweier gegensätzlicher Kräfte: Triebenergie versus Hemmung. Gemäß der Libidotheorie entsteht ein zunehmendes Vergnügen dadurch, daß mehrere Töne sich im simultanen Ausdruck miteinander vereinigen (Harmonie). Die Kombination von Spannungen, die jedes einzelne Element hervorbringt, kann das individuelle Energiepotential zu einem solchen Grad an Kraft steigern, daß alle Hemmungen sozusagen überrannt werden (vgl. Noy ebd., S. 21).

Zu einer differenzierten Logik der innerpsychischen Vorgänge von Musik gelangt T. Weber, indem er die ambivalenten Gefühle, wie sie in Kunst/Musik und Seelischem Ausdruck finden, herausstreicht:

"Da ist immer Mehreres und Gegensätzliches zugleich wirksam. Alles ist ständig im Fluß. Da gibt es Zerdehnungen und Verdichtungen, merkwürdige Verschiebungen von Vorder- und Hintergrund, Haupt- und Nebensache; es ereignen sich plötzliche Umkippvorgänge ins Gegenteil. Einige Entwicklungen werden abgebrochen, andere finden unerwartete Fortsetzungen. Bestimmte Linien setzen sich durch." (Weber 1987, S. 322 f.)

Diese Ambivalenz-Phänomene finden sich wieder in verschiedenen, von Weber analysierten, Kompositionen von J.S. Bach und J. Haydn. Eine strenge Melodieführung in der Arie "Blute nur, du liebes Herz" aus Bachs Matthäus-Passion geht einher mit einer geradezu wilden Harmonik. Weber zieht hier Parallelen zwischen musikalisch-kompositorischen und musiktherapeutisch-psychotherapeutischen Behandlungstechniken, indem er zugespitzt formuliert:

* KAPITEL 3 * PSYCHOANALYTISCHE THEORIEN

"Je größer das Chaos, desto mehr Zwang ist erforderlich, damit die Gestalt funktionsfähig bleibt und nicht auseinanderbricht. Daran muß man bei der Behandlung von Zwangsneurotikern denken. Hinter der Starre der Gedanken und des Verhaltens ist das Gegenbild einer chaotischen Beweglichkeit des Erlebens verborgen." (Weber a.a.O.,S. 312)

In diesem Zusammenhang erscheint das - allerdings nicht explizit psychoanalytisch ausgerichtete - musiktherapeutische Vorgehen von Christoph Schwabe von Interesse, der in seinem Konzept der "Regulativen Musiktherapie" (RMT) Musik mit drei verschiedenen Ausdrucksgehalten voneinander unterscheidet und diese auf notwendige Behandlungsschritte bei der Musiktherapie mit neurotischen Patienten bezieht. (vgl. Schwabe 1979)

Vor dem Hintergrund der Auffassung von Musik als "Beziehungsobjekt" des Menschen, vermag die Musik den Wahrnehmungsbereich zu verändern (ebd. S. 71). So kann unter dem Einfluß von Musik die Beziehung zu sich selbst im Sinne eine Vertiefung der Wahrnehmung beeinflußt werden. "Zum anderen kann die Veränderung des Wahrnehmungsbereichs mit Hilfe der Musik nach dem Prinzip des Sich-von-sich-selbst-Wegwendens erfolgen." (ebd. S. 74) Entsprechend nimmt Schwabe "unter dem Aspekt der Charakterisierung typischer Eigenschaften der Musik selbst" (ebd. S. 75) eine Einteilung in die beiden Hauptgruppen "beruhigende Musik" und "aktivierende Musik" vor. Sie stellen die jeweiligen Schwerpunkte in den aufeinanderfolgenden Behandlungsphasen (vgl. ebd. S. 113 ff) dar:

1. Behandlungsphase: *Suggestivphase*:
"Die Erwartung der Gruppenteilnehmer sind gekennzeichnet durch die Vorstellung, daß sich sogenannte beruhigende Musik direkt beruhigend auf die inneren Spannungen auswirken wird." (ebd.) Hier ist also entsprechend dem ISO-Prinzip "beruhigende Musik" angebracht, deren Merkmale u.a. langsame Tempi, wenig Schwankungen in der Dynamik darstellen.

2. Behandlungsphase: *Umsetzungsphase*:
In dieser Phase geht die Wirkung "suggestiver bedingter Entspannung..." zurück. Zugleich nehmen Beschwerden, Enttäuschungen und die Bereitschaft zu Auseinandersetzung zu. Diese Dynamik findet ihre Entsprechung in musikalischen Angeboten, die mittels "kontrastreicher Melodik gegensätzlicher Themen nach dem Prinzip des klassischen Sonatensatzes" (ebd. S. 75f.) u. ä. aktivieren und Vorgänge innerer wie äußerer Auseinandersetzung fördern.

3. Behandlungsphase: *Realisierungsphase*

"Als Trainingsrealisation kann bezeichnet werden die zunehmende Sicherheit in der Umsetzung von Regulationsvorgängen im Sinne des Geschehenlassens von Spannungen und der daraus resultierenden Spannungsregulation..." (ebd. S. 120). In dieser Phase, in der sich zeigt, wie tragfähig die Verhaltensänderungen auch bei "Störungen" sind, werden die musikalischen Angebote um "Werke mit ungewohnter Harmonik und Melodik" ergänzt. Überraschungseffekte, Spannungen zwischen Hörerwartung und Höreindruck führen zu weiteren Herausforderungen. So können verfestigte Reaktionsweisen "im Sinne der Intoleranz und einer damit verbundenen oder daraus resultierenden eingeschränkten Lebensgestaltung" (ebd. S. 121) mithilfe solch ungewohnter Musik Veränderungen ermöglichen.

Die 4. Behandlungsphase (*Interiorisationsphase*) kann an dieser Stelle vernachlässigt werden, da sie i.w. die genannten Musikformen lediglich erweitert, akzentuiert und differenziert.

Auch in diesem - nicht explizit psychodynamischen - musiktherapeutischen Trainingsverfahren zeigt sich eine enge Verbindung musikalischer Elemente und Formbildungen zu innerpsychischen Erwartungshaltungen und Auseinandersetzungswünschen.

Die analytische Musiktherapie arbeitet u.a. mit der Technik der "Assoziativen Improvisation", der aktiven, ungebundenen und nur durch ein Leitthema initiierten Form des musikalischen Tagtraums - vergleichbar dem "katathymen Bilderleben".

"Die aI (assoziative Improvisation, d. Verf.) ist ein Tagtraum-Spiel, bei dem nur das Start-Bild oder die Anfangs-Stimmung festgelegt wird; dann ist in der aI alles offen für hier und jetzt auftauchende innere Bilder für überraschende musikalische oder außermusikalische Einfälle. Die Beteiligten überlassen sich während der aI dem freien Spiel der Assoziation oder der Leere, dem Nebel etc." (Eschen1983, S. 41)

Wieweit die Quellen solcher musikalischen Prozesse von gleicher Beschaffenheit sind wie die vier Reizquellen des Traums in Freuds Traum-Theorie (Freud 1900, S. 48 ff.) - Tagesreste, physiologische Sensationen, Symbolgeschehen, Reservoir des Unbewußten - muß weitergehenden Forschungsarbeiten vorbehalten bleiben.

* KAPITEL 3 * PSYCHOANALYTISCHE THEORIEN

Musik und Gefühle

Die Begriffe "Absolutismus" und "Referentialismus" beschreiben zwei opponierende Strömungen in dem kontroversen Feld von Musik und Emotion (Meyer 1956). Der "Absolutist" oder "Formalist" vertritt die Auffassung, daß man auf der Suche nach der Bedeutung von Kunst das einzelne Werk selbst genau betrachten müsse. Der "Referentialist" dagegen ist der Überzeugung daß die wahre Bedeutung und der wahre Wert eines Kunstwerks außerhalb zu finden seien (Riemer 1970). Obgleich in den psychoanalytischen Schriften zur Musik keine expliziten Aussagen über diese Problemstellung genannt werden, scheint die Psychoanalyse Musik als eine Art Sprache anzusehen, die Gefühle ausdrückt, und die sich direkt an die Erlebniswelt des Hörers wendet (Expressionismus). Der lustvolle Gewinn, den jemand aus Musik zieht, ist nach dieser Ansicht eine Funktion sinnlich-emotionaler Reaktionsweisen. Theodor Reik schreibt:

"Music expresses what all men feel much more than they think. Its language is an Esperanto of emotions rather than of ideas." (Reik, 1953, S. 15)

ähnlich auch Pfeifer:

"...daß die Musik keinen objektiven Inhalt hat, es sind nur Gefühle..." (Pfeifer, zit. b. Noy a.a.O., S. 11).

Die Struktur der Musik

Die Struktur der Musik ist eine Art der Transformation latent vorhandener Wünsche. Die Psychoanalyse sieht daher eine enge Verwandtschaft zu Traum, Tagtraum und Witz. Musik kann auf die gleiche Weise betrachtet werden wie der manifeste Trauminhalt. Sie wird durch dieselben Techniken verstehbar, die auch bei der Interpretation von Träumen oder Witzen Verwendung finden.

Mosonyi bekräftigt die Parallele zwischen musikalischen Produkten und Traumarbeit (Noy 1967, S. 45). Die Beziehung von Musik zu ihren Inhalten sei die gleiche wie die Beziehung des Traums zu seinen Ideen. Die Transformation in Musik geschieht im Unbewußten, während es das Vorbewußte ist, welches die endgültige Form bestimmt. Im Klang sind die verschiedenen Erlebnisse, Sehnsüchte und Wünsche repräsentiert. Die tonalen Repräsentanzen dringen ins Vorbewußte ein, wo sie endgültige Vervollkommnung finden.

* META-MUSIKTHERAPIE

Man kann sich leicht vorstellen, daß Musik - vielleicht anders als andere künstlerische Ausdrucksfelder - in der Lage ist, tiefste innere Wünsche in symbolischer Form abzubilden. Auf diese Weise werden sie vom Ich akzeptiert. Es sind die gleichen Techniken von Traum und Witz, die hierbei zur Anwendung gelangen: Verdichtung, Verdrängung, Umkehrung, Auslassung usw.

Mary Priestley hat es in ihrer Darstellung analytischer Musiktherapie unternommen, sämtliche von Anna Freud (1982) erwähnten Abwehrmechanismen anhand musiktherapeutischer Situationen aufzuspüren. Dabei ist ein doppelter Effekt festzustellen: Die Musik kann als Schutzmaßnahme i.s. der erwähnten Abwehrmechanismen verwendet werden. Sie kann jedoch auch ein Zuviel an Abwehr aufweichen (vgl. Priestley 1983, S. 167).

Weitere für das Musikverständnis bedeutungsvolle Überlegungen lassen sich aus Sigmund Freuds Konzept von Eros und Thanatos (Freud, S. 1959) herleiten. Racker (Racker in: Noy 1967 (b), S. 46) hebt den Transformationsvorgang im Primärprozeß sowie die Funktion des Wiederholungsprinzips hervor. Das musikalische Thema wird durch Repetitionen und Variationen, durch Wiederholung und die Entstehung neuer Formen entwickelt und kommt innerhalb dieses Wechselprozesses zu voller Entfaltung. Über die Mannigfaltigkeit von Formen hinaus bleibt das Gefühl von Einheit. Es bleibt der Eindruck, daß alle Formen zu einem geschlossenen Ganzen hin tendieren. Diese einzigartige Eigenschaft von "Einheit in der Vielfalt" zählt nach Racker zu den zentralen Prinzipien der musikalischen Struktur. Wiederholung symbolisiere dabei den Todestrieb (Thanatos), während die "Einheit in der Vielfalt" für den Sexualtrieb (Eros) stehe. Mit dieser zusammenfassenden Erkenntnis versucht Racker die Triebtheorie Freuds mit den Strukturprinzipen der Musik zu verbinden.

Die Berliner Psychotherapeutin H. Streich ist in mehreren Publikationen zur "Musik im Traum" (Streich 1980) der strukturierenden Kraft der Musik nachgegangen und stellt fest:

"Musik vermag einerseits seelisches Chaos zu strukturieren und einer dynamisch-lebendigen, geordneten Gestalt zuzuführen, und sie vermag andererseits lahm gelegte Energien aus den starren Ketten des Zwanges und der Angst zu befreien und zu neuem Leben zu entbinden." (ebd. S. 9 f.)

Streich belegt ihre These mit der Analyse zahlreicher Träume mit musikalischen Inhalten. Viele dieser Träume verdeutlichen nicht nur die

* KAPITEL 3 * PSYCHOANALYTISCHE THEORIEN

"lösende und befriedigende Wirkung der Musik" (ebd. S. 19), sondern sie weisen auch auf ihren "strukturierenden Aspekt" (ebd.) hin.

J.Th. Eschen bezieht sich auf das Ich-Struktur-Modell des Psychoanalytikers Günther Ammon, der primärprozeßhaftes von sekundärprozeßhaftem Denken unterscheidet, und kreative Ausdrucksformen als tertiärprozeßhaftes Denken zwischen diesen ansiedelt. (vgl. Ammon 1974, S. 31) Tertiärprozeßhaftes Denken hat Zugang sowohl zur Außenwahrnehmung als auch zur Innenwahrnehmung, zum Logischen wie zum Traumhaften. Diese Struktur des tertiärprozeßhaften Denkens könne - so Eschen - auch die musiktherapeutische Improvisation einnehmen. Insbesondere bei Menschen mit hochentwickelter Rationalität bei gleichzeitiger gestörter Emotionalität liege der Wert musiktherapeutischer Improvisation im Ermöglichen von Oszillieren zwischen Innen und Außen (vgl. Eschen 1980, S. 141 ff.).

Mary Priestley, Vertreterin der "analytischen Musiktherapie", beschreibt den scheinbaren Gegensatz zwischen der Verwendung von Strukturen in der musikalischen Improvisation und erklärten therapeutischen Zielen wie Veränderung, mehr innere und äußere Freiheit anhand von Fallbeispielen aus der eigenen praktischen Tätigkeit. Auch eine Improvisation, die nicht im Vorhinein thematisiert sei, habe eine Struktur - nämlich diejenige, die sich der Patient in seinem Spiel selbst auferlegt:

"Sie hat die gleichen unwandelbaren Merkmale wie die Handschrift oder die Gangrhythmik eines Menschen, und ist ebenso individuell." (Priestley 1983, S. 119)

Das von Priestley beschriebene Xylophonspiel einer Patientin mit Angstneurose und Konversionssymptomen war gekennzeichnet durch ein Tempo, mit dem die Therapeutin kaum Schritt zu halten in der Lage war. "Sie brachte auf diese Weise die Angstenergie hinter den Symptomen zum Ausdruck." (ebd. S. 120) "In der Musik entband die Patientin die Angst sozusagen, da sie mit Hilfe des musikalischen Ausdrucks fähig war, sie zu ertragen." (ebd. S. 121)

Eine Veränderung der musikalischen Struktur läßt dann Rückschlüsse zu auf Anzeichen von Veränderung in der psychischen Struktur des Patienten. Hieraus ist allerdings wegen der Einzigartigkeit des Patienten und der jeweils spezifischen Situation keine Gesetzmäßigkeit abzuleiten. Eine eng gefaßte Strukturierung der Improvisation - etwa durch einen vorgegebenen Zeitrahmen oder ein bestimmtes Tonmaterial - vermittelt ebensowenig automatisch Restriktion wie ein weit gefaßtes Thema Befreiung beinhalten muß. Entscheidend ist nach den Beobachtungen Priestleys vielmehr, daß durch die Vorgabe symbolischer Themen, durch harmonische, melodische oder rhythmische Strukturen, durch die Wahl einer bestimmten musikalischen Form oder anderer Parameter dem Patienten eine "Über-Ich-Spaltung" ermöglicht wird:

"Er akzeptiert die Grenze einer gegebenen Struktur als partielles Über-Ich, lockert den Zugriff auf einen Teil des verdrängten Materials und gestattet diesem, während der Improvisation an die Oberfläche zu kommen und musikalischen Ausdruck zu finden oder auch nicht (was dann allerdings bewußt geschieht)." (ebd. S. 125 f.)

Die Persönlichkeit des Musikers

Eines der Hauptthemen psychoanalytischer Literatur über Musik ist die Persönlichkeit des Musikers. Einige Abhandlungen stellen Krankheitsgeschichten von Komponisten dar. Andere Berichte handeln von psychoanalytischen Behandlungsverläufen bei Musiker-Patienten (Noy, 1967 (d), S. 117- 122). Dennoch ist - so widersprüchlich es klingen mag - in diesem Bereich ein erhebliches Forschungsdefizit festzustellen. In den meisten Fällen wird die Funktion von musikalischen Produkten oder musikalischer Betätigung vor dem Hintergrund der Freudschen Libido-Theorie verstanden. Musikmachen oder Komponieren wird dann praktisch so behandelt wie ein psychosomatisches Symptombild. Das ist in vielen Fällen so falsch ja auch nicht. Aber es ist allenfalls die halbe Wahrheit.

Werden frühe Trennungs-Traumata oder andere kränkende Erfahrungen mithilfe von Musik nur umso erfolgreicher abgewehrt und verdrängt oder ist im Musikmachen nicht ein symbolischer Ausdruck zu sehen, der Verarbeitung - wenngleich nicht Erkennen - impliziert? Ist für die "Wahl" - die häufig keine bewußte Wahl ist - des Ausdrucksmittels (Musik, Kunst, Tanz, Sport, Religion u.a.) entscheidend, in welchem lebensgeschichtlichen Stadium die Kränkung entstanden ist? Warum werden manche Menschen eben Musiker und nicht Bildhauer? Gibt es Musiker, die aus ganz anderen als den genannten Gründen Musik machen, komponieren, dirigieren? Wie ist der Zusammenhang zu verstehen zwischen dem biografischen Material und der Wahl eines bestimmten Musikinstruments? Gibt es hier Hinweise auf Unterschiede zwischen dem Blechbläser und der Harfenistin - z. B. auch geschlechtsspezifische?

Die Bezeichnung "Musiker" ist auch insofern irreführend, weil sie verallgemeinert. Unterschiedliche Dispositionen von Opernsänger, Bratscher und Musiklehrer, zwischen Dirigent, Chorleiter und Musiktherapeut liegen auf

* KAPITEL 3 * PSYCHOANALYTISCHE THEORIEN

der Hand. Wo liegen hier biografische Hinweise für das Bedürfnis nach Sich-zur-Schau-Stellen, nach Im-Orchester-Aufgehen, nach kirchenmusikalischer Dienstleistung, nach anderen-Spaß-an-der-Musik-vermitteln oder nach ihnen-durch-Musik-helfen?

Diese Fragen sind bislang von der Psychoanalyse und ihrem Fall-Material "Musiker-Patienten" bzw. ihrer Analyse der Biografie von Komponisten nicht genug beantwortet worden. Auch die zweite, hierfür zuständige Disziplin, die Musikwissenschaft, bietet hierzu zwar Material an - Werkanalysen, Musiker-Biografien - aber stellt nur selten Zusammenhänge zwischen subjektiver Verarbeitung von Erlebnissen und objektivem musikalischen Material her.

Rühmliche Ausnahme ist Friedrich Klausmeier, der in seinem wichtigen Buch "Die Lust sich musikalisch auszudrücken" (1978) insbesondere der Frage nach der bewußten und unbewußten Motivation zu singen, ein Musikinstrument zu spielen, Musik zu hören o.ä. nachgeht. Hochinteressant erscheinen neben einer gründlichen Entwicklungspsychologie des musikalischen Ausdrucks vor allem die Thesen über Zusammenhänge zwischen Spielbewegung, musikalischem Ausdruck und innerer Bedürfnislage (vgl. ebd. S. 108 ff.).

Wir wollen an dieser Stelle einige vorläufige Aussagen ergänzen, werden jedoch auf diese Thematik in einem gesonderten Kapitel über "Das Musikkonzept in der Musiktherapie" (Kap. 6) näher eingehen.

Robert Schumann drückte seine innere Zerrissenheit - verkörpert durch die Figuren Florestan und Eusebius - in seinen Kompositionen aus. Florestan drückt dabei den rational-vernunftsmäßigen Teil seines Ichs, Eusebio mehr den emotional-phantastischen Teil aus. Beide treffen in der Musik aufeinander, ohne miteinander zu verschmelzen. Zugleich erscheint dies als die größte, jedoch unerreichbare Sehnsucht, welche in den unendlichen romantischen Spannungsbögen schmerzvollen Ausdruck findet. Ein anderes Beispiel aus Schumanns Kompositionen ist die 1. Symphonie ("Frühlings-Symphonie"). Er komponierte sie, als er endlich - nach langen, heftigen Kämpfen mit seinem Schwiegervater Wieck, die bis zum Rechtsstreit führten - die junge, noch nicht volljährige Pianistin Clara Wieck zur Frau nehmen konnte. Die Aufbruchsstimmung und beginnende Klärung wird in der Musik hörbar (vgl. Boucourechliev 1967). Eine Schulklasse, die weder mit "klassischer" Musik überhaupt noch mit diesem Werk speziell vertraut war, beschrieb den ersten Satz assoziativ u.a. mit folgenden Worten: "Frühling, aufkeimen, da bricht etwas durch..." (Mahns, W. / Juhl 1986).

Der schwarze Pop-Musiker Michael Jackson schildert in seiner Lebensbeschreibung "Moonwalk", wie er als siebtes von neun Kindern vom Vater mißhandelt wurde (Jackson 1988, S. 27 f.). Zugleich entschuldigt er diesen unter Hinweis auf die konkreten Lebensverhältnisse, welche durch mühsame Existenzsicherung sowie Rassendiskriminierung und ständige Notwendigkeit sich zu behaupten gekennzeichnet war. Nähe zum idealisierten Vater wurde hergestellt über Musik. Der Vater - nach Feierabend ein begabter Jazz-Musiker - vermittelte seinen Söhnen den Zugang zur Musik. Es bedurfte ungeheurer Energien, um seine Anerkennung zu erwerben. Die Musik von Michael Jackson war so zum einen eine Möglichkeit, die durch den Vater erlebten Kränkungen auszugleichen, ihm zugleich näherzukommen auf einem Gebiet, in dem dieser seine Empfindsamkeit und Schwäche legitimiert zeigen durfte. Ein dritter Aspekt ist mit "Identifikation mit dem Aggressor" zu charakterisieren. Michael Jackson übernimmt weiße Normen in seinen Musikstil, läßt durch chirurgische und kosmetische Gesichtskorrekturen sein negroides Aussehen korrigieren, paßt sich scheinbar an, um schließlich jedoch als Top-Star der Popszene der 80-er Jahre Macht ausüben zu können über alle - auch weißen - Musiker, die es nicht geschafft haben.

In dem Text seines Welt-Hits "Bad" skizziert er die Ambivalenz seiner Gefühle zwischen der Sympathie für Menschen, die wie er eine schwarze Herkunft haben (schwarz = bad?) und der Erfüllung seiner Sehnsucht vom "amerikanischen Traum", "es geschafft zu haben". Volker Schütz (1988) faßt die Textaussage von "Bad" zusammen:

"'Your burden is mine': Auch ich war mal Neger! Und ich weiß inzwischen mehr. Ich war auf den Schulen der Weißen. Ich weiß, daß ihr was falsch macht. Ihr seid kurzsichtig, redet dummes Zeug, ihr werft Steine, lügt und betrügt. Dabei habt ihr im Grunde nichts mitgekriegt von der Welt. Ich werde es euch zeigen! Wartet ab, bis ich's geschafft habe! Ich werde die Welt verändern, werde sie schön machen!" (ebd. S. 5)

Am Beginn der Schulmusik-Ausbildung an der Hamburger Musikhochschule steht ein "Gesprächs-Test", in dem die BewerberInnen über ihre persönliche und musikalische Vorgeschichte, über ihre Motivation zum Beruf des Musiklehrers befragt werden. In nahezu allen Fällen wird deutlich, daß die Wahl eines bestimmten Musikinstruments oder der musikalische Geschmack hinsichtlich eines Musikstils durch ein erwachsenes Vorbild bestimmt ist - und sei es in Abgrenzung zu diesem. Vor diesem Hintergrund ist zu fragen, was z.B. ein "eigener musikalischer Ausdruck" ist, ob und wann sich dieser entwickeln läßt, zumal das traditionelle Meister-Schüler-Verhältnis einer Musikhochschule hier wenig Spielraum läßt. Auch die Art des Umgangs mit Musik und Musikinstrumenten - Stimme eingeschlossen - ist mehr oder weniger durch identifikatorische Prozesse bestimmt. So berichten nicht wenige StudentenInnen von Übezwang bzw. dem Verbot "nur zu spielen". Zugleich entschuldigen dieselben StudentenInnen solche "Einengungen des wahren Selbst", indem sie andere Zugänge zur Musik - also ohne Strafandrohung, Liebesentzug oder unausgesprochene, moralisierende Vorwurfshaltungen - als unrealistisch abtun. Nicht uninteressant ist in diesem Zusammenhang auch der pekuniäre Aspekt. Musikunterricht kostet viel Geld, und die Eltern wollen dafür auch etwas haben: Leistung. Durch die Leistungs-Anerkennungs-Spirale bleibt die emotionale Abhängigkeit von Autoritätsfiguren möglicherweise lebenslang erhalten und verhindert die Entwicklung des wahren Selbst im persönlichen Bereich, in der Musik und auf der Ebene sozialer Kontakte.

Wir hatten bereits darauf hingewiesen, daß die Erklärung für das Bedürfnis nach Musikmachen im Sinne der Freudschen Theorie der Sublimierung nur die halbe Wahrheit ist. In von mir (W.M) durchgeführten Intensiv-Interviews mit Musiktherapie-StudentenInnen wird auch die andere Seite offenbar, dort nämlich, wo es um eine Verarbeitung oder zumindest einen Ausdruck für Trennungs-Erlebnisse und seelische Kränkungen geht. C. berichtete, daß sie mit sechs Jahren begann, Geige zu spielen. Zu diesem Zeitpunkt starb ihr geliebter Vater, welcher Geige gespielt hatte. Die unendliche Trauer über den Verlust des Vaters konnte so zum einen Ausdruck finden, zum anderen schuf C. sich auf diese Weise eine ständige Verbundenheit mit diesem über das gemeinsame Instrument Geige. Das Musikinstrument hatte in diesem Sinne eine Art Brückenfunktion inne. Als Jugendliche konnte C. sich dann von der Geige lösen und auf das Klavier überwechseln. Die äußere Verbindung via Instrument war nicht mehr notwendig, die Trennung konnte nun von innen her vollzogen werden auf dem Weg zum eigenen Ausdruck.

Die Funktion von Musik

Von größtem Wert für das Feld der Musiktherapie sind psychoanalytische Schriften über die Funktion von Kunstwerken im allgemeinen und über die Funktion von Musik im besonderen. Wie bereits oben erwähnt, gehen Aussagen über die Psycho-Logik von Bildern, Skulpturen, Tanz, Musik - um nur einige Kunstformen zu nennen - auf Freud zurück. Freud sah im Kunstwerk einmal ein Objekt "ästhetischer Vorlust," zum anderen ein Symbol oder Symptom für verdrängte Wünsche des Urhebers. In der "ästhetischen Vorlust" ist vor allem die Regressionsfunktion zu erkennen. Kunst bzw. Musik soll von Spannungen entlasten. Musik ist in diesem Sinne ein Ersatz für unterdrückte Triebregungen, sie verschafft illusionär die Befriedigung, die anders nicht zu erreichen ist. (vgl. Freud 1905, Schumann 1982). Aber auch die Ich-Psychologie hat einen großen Einfluß gehabt.

Bezüglich der Funktion von Musik lassen sich diese Theorien in zwei Hauptgruppen unterteilen:

- Musik als externer Stimulus
- musikalische Aktivität als aktiver Ich-Vorgang

Nach Ansicht der Vertreter der ersten Gruppe rufen musikalische Stimuli verschiedene Reaktionen im psychischen Apparat hervor. Dieser sei normalerweise passiv und habe eine bestimmte Art der Empfänglichkeit für solche Stimuli. Die Reaktionen auf Musik seien als vorübergehende Regression zu betrachten.

Hinsichtlich der Frage, auf welche Ebene das regressive Ego zurückkehrt, gibt es unter den Vertretern der Vorstellung von "Musik und Regression" allerdings einige Differenzen (vgl. Noy 1967 (c) S. 83) Pfeifer meint, daß Musik jene Libido symbolisiert, die der prägenitalen Phase zuzurechnen ist. Musik gewährt prägenital-libidinöses Lustempfinden und führt zur Regression auf diese Ebene.

Germaine hat den Bewegungsaspekt im Blick, wenn er davon spricht, daß Musik eine Regression auf die emotionale Stufe der Entwöhnung ermöglicht. Musikalische Bewegungen können den hypnotischen Effekt der hin- und herschwingenden Wiege haben, indem sie die Erlebnisse jener Periode neu beleben.

Manche Autoren stellen fest, daß es beim Musikhören einen Moment gibt, in dem der Zuhörer nicht deutlich zu differenzieren weiß zwischen der Welt außerhalb und dem eigenen Selbst. Dies wird mit der Nähe von Musik zu frühesten Kindheitsphasen erklärt. Musik vermittelt autoerotisches Wohlbehagen. Ego und äußere Welt scheinen zu verschmelzen, die Grenzen schwinden und es kommt zu jenem "ozeanischen Gefühl", das Freud in seinem Buch "Das Unbehagen in der Kultur" (1930) beschreibt.

Die zweite Funktion von Musik folgt der Freudschen Theorie der Sublimierung. Verdrängte Wünsche, das Unbewußte repräsentierend, suchen

* KAPITEL 3 * PSYCHOANALYTISCHE THEORIEN

sich den Weg in symbolische Handlungen oder Ausdrucksformen. Taylor und Paperte stellen fest:

> "...music because of its abstract nature detours the ego and intellectual controls and, contacting the lower centers directly, stirs up latent conflicts and emotions which may then be expressed and reenactivated through music. Music produces in us a state that operates somewhat like a dream in the psychoanalytic sense." (Taylor und Paperte 1958, S. 252)

Die Fähigkeit von Musik, das Ego und seine Kontrollfunktionen zu umgehen, ist von größtem Nutzen für die Musiktherapie. Gilt es doch, über die non-verbalen Möglichkeiten dieser Therapiemethode auch mit gehemmten oder autistischen Patienten Kontakt aufzunehmen. Die Fähigkeit der Musik zum Ausdruck unterschiedlichster Stimmungen wird auf folgende Weise erklärt:

> "When the structural dynamics of the music is similar to the structural dynamics of the emotions, sympathetic unison of the two results and any changes in the former will produce corresponding changes in the latter" (ebd., S. 252).

Mit der Freudianischen Terminologie kann man sagen, daß die musikalische Form die Struktur unbewußter Erfahrungen und Konflikte beinhaltet. Bezogen auf die Regeln der freien Assoziation aktiviert sie Konfliktmaterial und fördert den direkten oder indirekten Ausdruck von Konflikten auf der vorbewußten oder bewußten Ebene. Diese Hypothese konnten Wallach und Greenberg nachweisen mit der Feststellung:

> "one of the functions of listening to music is to permit the symbolic expression of sexual impulses". (Noy, 1967 (c), S. 82)

Dieser Aspekt wurde bereits durch Max Graf anhand von Künstlerbiografien, Briefen und Skizzenbüchern ausführlich dargestellt (Graf 1911). Allerdings ist diese Sicht von Kunstwerken als Symbol bzw. Symptom auch Gegenstand heftiger Kritik geworden. So lehnt C.G. Jung eine pathologische Funktion von Kunstwerken entschieden ab. (Jung 1916) Er spricht zwar auch vom Symbolcharakter, erkennt in diesem jedoch, als dem "Noch-nicht-Bekannten" eine "besondere Art des Fühlens und Formens, die allen Menschen gemein sei." Das Kunstwerk vermittelt zwischen dem geistigen und dem irdischen Sein (vgl. ebd.). Symbole haben also mehr eine "tranzendente Funktion", womit sie nach dieser Auffassung allerdings einer Analyse schwer zugänglich bleiben.

Neue Theorien sehen künstlerische Aktivitäten als Ich-Funktion an. (vgl. Pochat 1983) Das Ich ist bemüht um Vollendung und Einheit oder aber um die Abwehr verschiedener Kräfte. Gemeinsam ist diesen Theorien eine Konzeption von Musik, die diese nicht allein als indirekten Ausdruck von Triebenergie und latenten Wünschen betrachtet. Musik ist eine Tätigkeit, die durch das Ich aktiv initiiert und gestaltet wird. Das Ich bedient sich des musikalischen Ausdrucks, um z.b. folgende Ziele zu erreichen: Befriedigung bestimmter Bedürfnisse, Abwehr verschiedener Gefahren, Hilfestellung bei Synthese und Interpretation verschiedener Funktionen.

Frühere Musiktherapie-Ansätze folgten sehr häufig dieser Annahme. Ihre Aktivitäten werden gehandhabt mit dem Ziel von Abwehr und Bewältigung. Damit dient Musik auch hier dem Ich als Hilfsinstrument. Ziel und Nutzanwendung dieses Instrumentes blieben dennoch umstritten. Kohut und Levarie (Noy 1967, S. 86) sprechen von der "primären Bedrohung", die durch Klang transportiert wird. In seiner tiefsten Schicht fährt das Ich fort, auf Klangreize mit Angst zu reagieren, gerade so, als ob diese reale Schrecken und reale Bedrohung vermittelten. Mittels der Fähigkeit zur Organisation und Interpretation hat das Ich die Kraft, solche angstmachenden Einschränkungen, Vorschriften und Gesetze abzuwehren und damit zu bewältigen.

Wang (1968) verwendet Freuds Konzept der drei psychischen Instanzen bei seiner Erklärung der Funktion von Musik. Er teilt Werke der klassischen Musik ein in Es-Musik, Ich-Musik und Über-Ich-Musik. Es-Musik wird charakterisiert durch ihre Eigenschaft, das Unbewußte aufzuwühlen. Ich-Musik hilft dem Individuum dabei, die Ich-Funktionen aufrechtzuerhalten, den Realitätssinn zu stärken und die Ich-Abwehr zu unterstützen. Über-Ich-Musik umfaßt solche musikalischen Werke, "... die die Seele zu erhabenen Ideen inspirieren und einer Aufrechterhaltung von Moral und Werten dienen" (ebd. S. 114) (Übersetzung d. Verf.). Aus diesen Vorstellungen folgt, daß Es-Musik in der Musiktherapie solchen Patienten präsentiert wird, die unter einer zu starken Orientierung am Über-Ich leiden. Ein Beweis für den Sinn dieses Vorgehens wird darin gesehen, daß ein Zuviel an Es-Musik Triebkräfte freisetzt, die dann zu außerordentlich großen Schuldgefühlen führen. Das schwache und unsichere Ich kann diese häufig nur schwer akzeptieren.

Auch diese Auffassungen folgen aber grundsätzlich immer noch ausschließlich den topographischen und energetischen Vorstellungen Freuds

* KAPITEL 3 * PSYCHOANALYTISCHE THEORIEN

von den psychischen Vorgängen. Ernst Kris weist als führender Vertreter einer psychoanalytisch geprägten Kreativitätstheorie erstmals darüber hinaus. Zwar stellt auch er fest, daß "...der schöpferische Akt des Künstlers ... als spezifische Fähigkeit, Impulse des Trieblebens umzuwandeln und zu sublimieren (erscheint)...". Jedoch seien auch die spezifischen Stilphänomene von Kunst bedeutsam (Kris 1952, S. 22). Auch Gombrich hebt die Ich-Aktivität bei der aktiven Bewältigung unbewußter Impulse hervor. Er sagt über Kunstwerke: "They are symbols, not symptoms, of such control" (Gombrich 1963, S. 44).

Weitere bahnbrechende Erkenntnisse vollzogen sich durch den Einfluß der Symboltheorie Ernst Cassirers und - in der Weiterführung - Susanne Langers. Hier wurde erstmals die Unterscheidung der Welt der Symbole in "Diskursive und präsentative Formen" vorgenommen (vgl. Langer 1984, S. 86ff). Musik als spezifischer Modus ist ein Beispiel für Simultaneität, für das Erleben von Gleichzeitigkeit (präsentative Symbolformen). Musik deutet nicht hin auf etwas Bestimmtes, sie ist der logische oder besser morphologische Ausdruck eines Gefühls.

"Wenn die Musik überhaupt einen Sinngehalt hat, so ist dieser semantisch und nicht symptomatisch. Ihre 'Bedeutung' liegt offenbar nicht in ihrer Eigenschaft als emotionales Reizmittel, noch darin, Anzeichen für jene Emotionen zu sein. Wenn sie einen emotionalen Inhalt hat, so 'hat' sie ihn in demselben Sinne wie die Sprache, ihren begrifflichen Inhalt - nämlich symbolisch. Weder leitet sich die Bedeutung von Affekten ab noch zielt sie auf solche. Wohl aber läßt sich mit gewissen Einschränkungen sagen, daß sie von ihnen handelt. Musik ist ebensowenig die Ursache von Gefühlen wie deren Heilmittel. Sie ist ihr logischer Ausdruck, ... (ebd. S. 215 f.).

Diese Gedanken hat Alfred Lorenzer in "Sprachzerstörung und Rekonstruktion" (1976) mit noch mehr Tiefenschärfe versehen, indem er den Einigungsprozeß in der Mutter-Kind-Dyade bezüglich der Entwicklung von Sprache als "Klischee" oder "Symbol" beschreibt. J. Trapp (1975) hat diese Theorie auf die Betrachtung musikalischer Werke angewandt. Seine Aussagen finden eine Weiterführung auf musiktherapeutische Improvisationen bei B. Mahns, W. Mahns und D. Niedecken (Mahns, B. 1989, Mahns, W. 1984, Niedecken, D. 1988). An dieser Stelle seien nur die vier psychodynamischen Funktionen von Musik erwähnt: Einhüllung, Selbst-Verdopplung, Kontakt, Auseinandersetzung mit der äußeren Natur (vgl. W. Mahns a.a.O. S. 301 f.).

Psychoanalytische Theorie und musiktherapeutische Praxis

Man sagt, daß Psychotherapie dem Patienten direkt dabei hilft, eine befriedigende Balance der Persönlichkeit zu erlangen. Das Maß das Erfolges mißt sich dabei an folgenden Kriterien:

1) Zunahme an Einsicht
2) Bewältigung hemmender Konflikte
3) Wachstum an Selbst-Akzeptanz
4) Zunahme von Problemlösungstechniken
5) Stärkung der Ich-Struktur hinsichtlich Anpassung und Sicherheit.

Wie ist es möglich, daß auch musiktherapeutische Prozeduren Ziele erreichen, die traditionell mittels Gespräch und freier Assoziation verfolgt werden?

Ruppenthal wendet innerhalb des psychoanalytischen Bezugsrahmens Musik an. Der Patient wird angehalten zu musikalischem "Kritzeln". Die Idee ist folgende:

"If the patient's "scribbling" is accepted by the therapist at this face value, the reduction of tension involved in the patient's 'need to please' the therapist may make some psychic energy reserves available to the patient. His natural curiosity and desire to understand may then provide a way for the therapist to guide him to higher levels of organization" (Ruppenthal, 1965).

Eine weitere Arbeit wurde durch Goldstein, Lingas and Sheafor (1965) vorgelegt. Interpretierende oder kreative Bewegungen stellen in ihrer Musiktherapie eine Art "Werkzeug der Sublimierung" dar. Sie beschreiben, wie diese Bewegungsformen zu Musik als Weg dienen können, ungeeignete emotionale Regungen oder Äußerungen zu sublimieren. Hierdurch vollzieht sich Ich-Stärkung und ein Wachstum der gesamten Persönlichkeit.

Nach Gerwirtz (1964) werden durch Musik Abwehrfunktionen des Ichs gestützt. Mechanismen zur Erhaltung und Wiederherstellung eines anpassungsfähigen seelischen Gleichgewichts werden verbessert. Damit ist Musiktherapie eine Form der "adjuvantischen Psychotherapie". Gerwirtz legt besonderen Wert auf die Bedeutung der Katharsis, oder die - wie er es nennt - "ventilation of feelings".

"The cathartic process can be brought about by verbalization, physical activity, or fantasy. Music has a direct relationship to this attribute of supportive psychotherapy, and the

KAPITEL 3 * PSYCHOANALYTISCHE THEORIEN

relationship of music therapy to catharsis exists in all three modalities of expression. In the area of physical activity, feelings may be ventilated through the play of instruments or dance. In physical activity one sees dance as an excellent cathartic agent in that strong feelings can be easily ventilated. Physical activity, we know, is very prominent in adolescents and younger children. In addition to this, instruments such as drums, bongos, and others provide a release through motility patterns. With reference to verbal catharsis, the patient can obtain a sense of relief through singing." (Gerwirtz, 1964, S. 62).

Magdalena Schäfer stellt in ihrem psychoanalytisch orientierten Ansatz von Musiktherapie dar, wie verhaltensauffällige Kinder Musik als Angstabwehr, aber auch als symbolische Wunscherfüllung nutzen. Mit der Auffassung von musikalischem Spiel als Ich-Synthese befindet sich Schäfer ganz in der Tradition der Ich-Psychologie K. Hartmanns. So dienen freie Spiele, Regelspiele und rhythmisch-musikalische Spiele den jeweils unterschiedlichen Bedürfnissen des Ichs nach Regression. Die Gruppenprotokolle zeigen deutlich, daß vor allem die assoziativen Spiele nicht allein kathartische Funktion haben, sondern in sich selbst Verarbeitungsmöglichkeiten von Wirklichkeit bieten. Damit geht Schäfer über die traditionellen psychoanalytischen Vorstellungen von Musik weit hinaus. (vgl. Schäfer 1976).

Wright und Priestley haben die psychoanalytische Theorie erstmals umfassender in ihre musiktherapeutische Arbeit integriert und diese zu einer eigenen Methode entwickelt. Ausgangspunkt der Methode "Analytische Musiktherapie" (im folgenden mit AMT abgekürzt) ist es, die Fähigkeit ihrer PatientInnen zu mehr innerer Teilnahme zu fördern:

"...music must be used to delve into his unconscious mind and bring to his awareness aspects of himself, his feelings and some of the complexes which are hidden within him - a 'dredging of the drains'" (Wright und Priestley1972, S. 26).

Priestley charakterisiert den Wert von AMT in folgender Beschreibung:

"Analytische Musiktherapie besteht darin, daß Therapeut und Klient mit Hilfe improvisierter Musik das Innenleben des Klienten zu erforschen und dessen Wachstumsbereitschaft zu fördern versuchen. Sie zielt also nicht unmittelbar darauf ab, angenehme Erlebnisse zu vermitteln, sondern vielmehr darauf, Blockierungen zu beseitigen, die einer weiteren Entwicklung entgegenstehen..." (Priestley 1983, S. 18)

Ein Hauptschwerpunkt der AMT liegt in der (Wieder)Herstellung von Integration.

* META-MUSIKTHERAPIE

"(AMT) ...consists of the integration of the elements of the psyche of which the patient has become conscious and the constructive building up of his personality so that he can live his life more effectively". (Wright und Priestley a.a.O., S. 71)

In der Hauptsache können diese Ergebnisse durch die kommunikativen Möglichkeiten der Musik erreicht werden. Die Fähigkeit von Musik, über die bewußte sprachliche Zensur hinauszutreten und sich mit den inneren emotionalen Kräften des Menschen zu verbünden, werden als besonders wirksam angesehen.

Die Methode der analytischen Musiktherapie besteht aus einer Improvisationstechnik, bei der der Patient auf einer Vielzahl verschiedener Percussionsinstrumente spielt. Diese erfordern keine Kenntnis oder Erfahrung von Musik, keine besondere Fertigkeit auf Musikinstrumenten. Der Therapeut verwendet bevorzugt das Klavier, auf dem er jeglichen Ausdruck stimuliert, kontrolliert oder unterstützt. Er ermutigt den Patienten, seinen individuellen kreativen Ausdruck zu schaffen. Dies geschieht innerhalb von vollständig freien, ungebundenen Klanggebilden. Die Stärke einer solchen Musik wird darin gesehen, daß sie ein Vehikel ist für emotionale Selbstverwirklichung. Sie stellt eine Art "Container" bereit:

"...a physical container into which the tensions of the emotions can be poured, so that the cathartic effect leads on to the deep peace, harmony and physical relaxation which we are all seeking." (ebd., S. 22)

Der Patient, der bislang Konflikte und unangenehme, vielleicht schmerzhafte Gefühle bewußt oder unbewußt vermieden hatte, erhält nun die Erlaubnis, diese zu äußern. Mit Hilfe des Therapeuten gebraucht er Musik als einen Ausdruckskanal, durch den der Druck aller ihn überschwemmenden Gefühle abgeladen wird.

Diese Funktion wird am ehesten in die "Interaktionsform des Haltens" (Priestley 1982, S. 89) deutlich. Weitere Techniken sind die "Interaktionsform des Spaltens" (ebd. S. 91) sowie die "Untersuchung der emotionalen Investition" (ebd. S. 93) und der "Gebrauch von Symbolen" (ebd. S. 96). Alle genannten Techniken werden entsprechend den Grundprinzipen psychoanalytischer Psychotherapie und vor dem Hintergrund der jeweiligen Übertragungssituation situationsspezifisch angewandt. Für Priestley spielt besonders die Gegenübertragung eine bedeutende Rolle. (vgl. Priestley 1983, S. 50ff) Sie spricht von "Gegenübertragung", "K-Gegenübertragung" und "E-

* KAPITEL 3 * PSYCHOANALYTISCHE THEORIEN

Gegenübertragung", deren wichtigste und dem Wesen der AMT typischste die dritte Form ist:

> "Das musikalische Zurückspiegeln der Echo-Gegenübertragungsgefühle (E-Gegenübertragung, d. Verf.) ist eine Methode, mit ihnen umzugehen, die ausschließlich der Musiktherapie zur Verfügung steht." (ebd. S. 52)

Die Methode AMT, die in der BRD u.a. Grundlage der Musiktherapie-Studiengänge in Heidelberg und Hamburg geworden ist, fand ihre theoretische und praktische Weiterentwicklung u.a. in den Arbeiten von J. Th.Eschen (1975, 1983), Ole Teichmann-Mackenroth (1983) und Mechthild Langenberg (1988) für den Bereich der Arbeit mit Erwachsenen und in Publikationen und Schriften von D. Niedecken (1988a), B. Mahns (1985, 1989) und W. Mahns (1987, 1990) für das Gebiet der musiktherapeutischen Behandlung von Kindern und Geistigbehinderten. Die genannten Autoren betonen jeweils unterschiedliche Aspekte.Teichmann-Mackenroth wendet sich gegen den Begriff "analytisch" und sieht den Charakter musiktherapeutischer Behandlung besser durch den Begriff "exploratorisch" gekennzeichnet. Eschen spezifiziert einige Spielformen der Gruppen- und Einzel-Musiktherapie ("Beziehungsrondo", "Assoziative Improvisation") und hebt vor allem die Bedeutung von Sprache hervor, wenn er von "Fokussierung" spricht. Abschließlich sei noch die Arbeit von Gertrud Loos (1986) erwähnt, die parallel zu Priestley, allerdings mehr an C.G. Jung orientiert, zu ähnlichen Verfahrensweisen gelangt. Zusätzlich zu den Ausdrucksformen von Sprache und Improvisation bezieht sie die Körperarbeit in ihre Methode ein - eine logische Entwicklung angesichts der besonderen Praxis bei psychosomatischen Krankheitsbildern.

Über den mehr konstruktiven Teil des therapeutischen Prozesses werden keine expliziten Ausführungen gemacht. Zwar führt der oben beschriebene emotionale Ausdruck (Katharsis) zur körperlichen Entspannung. Auch ist es leicht für den Patienten, Ursachen eines bestimmten Ärgers zu erforschen und mögliche Wege des Umgangs mit einer konfliktbeladenen Situation ausfindig zu machen. Diesen Vorgang könnte man jedoch mehr bezeichnen als allgemeine Stützung der Ich-Struktur des Patienten bezogen auf Anpassung und Sicherheit.

Die angeführten Beispiele hatten die Funktion, die Form der Handhabung einer psychoanalytisch orientierten Musiktherapie zu illustrieren. Im folgenden werden einige Grundüberlegungen dieses Denkhintergrunds kritisch beleuchtet. Es wird sich dabei zeigen, daß dabei auch eine Auseinandersetzung mit den darauf basierenden musiktherapeutischen Arbeitstechniken notwendig ist.

Möglichkeiten und Grenzen der psychoanalytischen Theorien für die Musiktherapie

Freud stand in jungen Jahren als Medizinstudent an der Medizinischen Fakultät der Universität Wien unter dem Einfluß damaliger Auffassungen von Wissenschaft resp. Naturwissenschaft (vgl. Jones 1953). In seinen Briefen und Schriften finden sich zahlreiche Spuren materialistischen Denkens. So zeigt er z.b. große Bewunderung für die physikalischen Theorien von Helmholtz. Seine Libido - Theorie - um nur eines von den Konzepten Freuds zu nennen - hat hier ihre Wurzel. Sie wird, ganz in der Tradition physikalisch - mechanischer Vorstellungen, als Energiestrom gekennzeichnet, der die Tendenz zur Auflösung von Spannungen hat und den menschlichen Organismus zu Harmonie und Homöostase führt. Auch die Darstellung unterschiedlicher psychischer Mechanismen lädt ein zur Spaltung der Bewußtseinsprozesse in Ursache und Wirkung, zur "deterministischen" Methodologie - wiederum im Einklang mit naturwissenschaftlichen Idealen, denen Freud nacheiferte.

Zahlreiche AutorInnen nahmen Anstoß an zentralen Aspekten der Theorien Freuds und verurteilten diese als zu "mechanistisch". Einige machten sich jedoch auch zum Anwalt des Freudianischen Systems und sahen es als den Versuch, ein Wissensgebiet - die Wissenschaft von der menschlichen Seele - theoretisch zu begründen und es von den damaligen mechanistischen Vorstellungen abzuheben. Philipp Rieff schreibt hierzu:

"Gradually, however, his Helmholtzian vocabulary of forces and their conservation became more metaphoric or illustrative, and a term such as "energy" only a rhetorical mask for the ethical direction of his thought". (Rieff 1961, S. 21)

Hinsichtlich seines Vergleichs mit medizinisch-psychiatrischen Theorien der Jahrhundertwende mag Rieff zuzustimmen sein. Die Kennzeichnung "metaphorisch" und "illustrativ" ist jedoch wohl mehr verniedlichend. Die Libido-Theorie, das energetische Prinzip und die Homöostase sind durchaus nicht nur als Veranschaulichung gemeint. Sie folgen vielmehr manchen Auffassungen über die Zustandsformen der menschlichen Seele, wie sie vor und nach 1900 populär waren.

Verschiedene Vertreter diskutierten Freuds Vorstellungen vor dem Hintergrund ihres jeweiligen Spezialgebiets oder beeinflußt durch

* KAPITEL 3 * PSYCHOANALYTISCHE THEORIEN

veränderte und revidierte Auffassungen von Mensch, Gesellschaft und Triebleben. Die Motivationspsychologie übte heftige Kritik an der Freudschen Sicht der Intentionen des Menschen. Dies sei eine zu enge Position. Der Mensch strebe nicht allein nach Frieden und Harmonie, sondern er sei ebenso bemüht, seine Potentiale nach Möglichkeit auszuschöpfen und sich zu einer "vollständigen" Persönlichkeit zu entwickeln. Maslow verwendet in diesem Zusammenhang den Begriff "self-actualization" (Selbst-Verwirklichung) und spricht damit die Entwicklung voller Individualität an, in der sich alle Anteile in einer gewissen Harmonie befinden. Dies entspreche auch einer Ursehnsucht des Menschen (vgl. Maslow 1981). Dies Konzept sowie andere Begriffe aus dem Gebiet des sogenannten humanistischen Trends in der Psychologie werden im Kap. 5 näher dargestellt.

Rollo May stellt fest, daß der Forschungsbereich "Psyche" vermutlich seine Begrenzung in dem fand, was jeweils im "Namen der Wissenschaft" herauszufinden möglich war - einer der negativen Effekte der Wissenschaftssprache Freuds (vgl. May 1961).

Binswanger (vgl. May, 1958) unterstreicht, daß Freud sich theoretisch nur mit dem "Homo Natura" befaßte. Sie hindere den Menschen daran, die Mitwelt in ihren personalen Bezügen (Mensch-Mitmensch) und die Eigenwelt als Beziehung des Einzelnen zu sich selbst umfassend zu verstehen.

Wir sind in diesem Kapitel ausfürlich auf den Einfluß Freudschen Denkens auf Theorien und Methoden der Musiktherapie eingegangen. Dabei fanden insbesondere drei psychoanalytische Konzepte Berücksichtigung:
- Auffassungen von Individuum und Gesellschaft
- Sublimierungs-Theorie
- Funktion von Musik

Psychoanalytisch orientierte Therapie ist häufig Individual-Therapie. Erst spät setzte sich durch den Einfluß der Gruppendynamik, durch die Etablierung der Psychoanalyse im klinischen Bereich und z. T. auch durch ökonomische Beweggründe für die Behandlung nicht so finanzkräftiger PatientInnen die psychoanalytische Gruppentherapie durch.

Diese Entwicklungen spiegeln sich auch in der Musiktherapie wieder. Die "Analytische Musiktherapie" ist in ihrer ursprünglichen Form bei Mary Priestley weitgehend Einzeltherapie. Eschen und Loos skizzieren dagegen bereits Vorzüge psychoanalytisch orientierter Musiktherapie als Gruppenarbeit, wobei allerdings nur Loos die spezifischen Besonderheiten der unbewußten Dynamik von Gruppe herausstreicht. Psychoanalytisch orientierte Kinder-MusiktherapeutInnen (vgl. B. Mahns, W. Mahns, M.

Schäfer, D. Niedecken) beziehen "Gruppe" schon deshalb mehr in ihre Arbeit ein, weil es - das haben die Arbeiten Anna Freuds über Kinder-Analyse gezeigt - bei Kindern eine spezifische Notwendigkeit für die Einbeziehung des familären, schulischen oder sonstigen Milieus gibt. (vgl. A. Freud 1979) Dies gilt auch dann, wenn die Behandlungsform selbst eine Individualtherapie ist. Am weitesten geht in diesem Sinne Waltraud Vorel, wenn sie - unter dem Einfluß systemischen Denkens - ihr Konzept von Musiktherapie als Familientherapie skizziert. (vgl. Vorel 1984)

Es zeigt sich also, daß die Mehrzahl der psychoanalytisch orientierten MusiktherapeutInnen über die klassischen, mehr individualistisch geprägten Vorstellungen hinaustritt und unter den Einflüssen u.a. der Ich-Psychologie Hartmanns und der "materialistischen Sozialisationstheorie" Alfred Lorenzers (vgl. Lorenzer 1972) das Verhältnis von Psychoanalyse und Gesellschaft zeitgemäß neudefiniert.

In die Darstellungen über praktisch-musiktherapeutische Prozesse fließen nichtsdestotrotz Vorstellungen wie die Sublimierungs-Theorie mit ein. Wir erinnern uns, daß der Einzelne dabei nur Zuschauer seiner eigenen Triebe und Impulse ist und keinerlei Möglichkeiten zu haben scheint, die "inneren Mechanismen", die bei der Bewältigung von Lebenssituationen ein Eigenleben zu führen scheinen, zu kontrollieren:

> "Music because of its abstract nature detours the ego and intellectual controls, and contacting the lower centers directly, stirs up latent conflicts and emotions...." (Taylor und Paperte, a.a.O.).

Dieses Denken findet Eingang in die "Analytische Musiktherapie" Mary Priestleys. Zahlreiche Beispiele belegen, wie z.B. destruktive Impulse nicht nur i.S. von Katharsis ausgelebt werden, sondern auch mit der Wahrnehmung auf dahinterliegende unbewußte Wünsche mittels einer thematisierten Improvisation symbolisch erfüllt werden. Auf Sprache wie z. B. die psychoanalytische Technik der Deutung wird häufig bewußt verzichtet, um dieses Erlebnis nicht zu zerstören. In diesem Sinne sind psychoanalytische Ansätze von Musiktherapie häufig nicht so sehr "analytisch", sondern - wie Schumann es vorschlägt - "synthetisch" zu nennen. (Schumann a.a.O.)

In Eschens Weiterführung der musiktherapeutischen Erfahrungen Priestleys findet sich später die Konzeption Günther Ammons wieder, der kreativen Prozessen ein Zwischenstadium zwischen - vereinfacht gesprochen - Denken und Fühlen einräumt. Er spricht von "tertiärprozeßhaftem" Denken. Das Ich oszilliert in seiner Wahrnehmung zwischen

* KAPITEL 3 * PSYCHOANALYTISCHE THEORIEN

Wachen und Schlafen, zwischen Aktion und Regression, zwischen Bewußtsein und Unbewußtsein. Entsprechend dienen die tagtraum-ähnlichen "assoziativen Improvisationen" Eschens nicht so sehr der Abspaltung von Gefühlsinhalten in die Musik, sondern sind ein quasi halb-bewußter aktiver Versuch des Ichs zum Ausdruck und zur (noch)nicht in Sprache möglichen Umgestaltung einer bestimmten Bedürfnislage.

Damit ist bereits der dritte Schwerpunkt angesprochen: die Funktion von Musik in der Psychoanalyse. Im großen und ganzen kann mit Noy (1967 (c)) von zwei Hauptfunktionen gesprochen werden:

- Musik als externer Stimulus
- Musik als aktiver Ich-Vorgang

Die Mehrzahl der MusiktherapeutInnen orientiert sich an der zweiten Funktion. Es scheint sich mit psychoanalytisch-musiktherapeutischer Praxis nur schwer vereinbaren zu lassen, Musik als vorübergehende Regression anzusehen. Ein Grund auch für die seltene Verwendung von Musik als fertigem Produkt und die Bevorzugung aktiver Improvisation. Diejenigen MusiktherapeutInnen, die Musik als aktive Auseinandersetzung mit inneren Konflikten - durch Musik und das Gespräch - begreifen, sehen in diesem Musikverständnis wohl mehr Möglichkeiten für Therapie im psychoanalytischen Sinne.

Nach unserer Auffassung sind die beiden Funktionen von Musik nicht unbedingt als Alternativen zu sehen. Sie ergänzen einander vielmehr. So ist es z.B. die Frage, ob es nicht auch eine Ich-Aktivität ist, sich dem Genuß - sei es als "Vorlust" oder als "Sublimierung"-"bewußt" hinzugeben. Das Ich hat ja mehrere Aufgaben gleichzeitig: Es ist bestrebt, Leistungen zu vollbringen, Abwehrleistungen zu ermöglichen und Einheit und Verschmelzung zu suchen. Es ist also nicht mehr im deterministischen Sinne abhängig vom Über-Ich bzw. vom Es, sondern es hat grundsätzlich die Fähigkeit, Lebensprozesse nachhaltig zu kontrollieren und zu beeinflussen.

Diese Sichtweise wird untermauert durch die Symboltheorie Langers und die materialistische Sozialisationstheorie Lorenzers. Forschungsarbeiten von Niedecken, Nitzschke, Mahns u.a. haben diesen theoretischen Hintergrund aufgegriffen und für die psychoanalytisch orientierte Praxis der Musiktherapie spezifiziert. Nitzschke (1984) sieht Beziehungen zwischen "frühen Formen des Dialogs" und dem gemeinsamen Musikmachen, Niedecken erforscht Improvisationen wie auch Kompositionen auf ihre "Beziehungsfiguren" hin (1988b), W. Mahns erklärt Gruppenimprovisationen anhand eines Modells psychodynamischer Funktionen von Musik (1983)

Fragen bleiben jedoch offen wie z.B. das Problem der Beschränkung psychoanalytisch orientierter Musiktherapie auf ein bestimmtes Klientel. Auch bezüglich der Rolle von Sprache gibt es bislang wenig aussagekräftige Theorien. Insgesamt scheint jedoch die Psychoanalyse und ihre Weiterentwicklungen eine tragfähige theoretische Basis für die Erforschung innerer Erlebnisweisen und interpersoneller Interaktionsformen bei musiktherapeutischen Prozessen darzustellen. Wieweit die Morphologie der Gefühlswelt tatsächlich einer Morphologie der Musik entspricht, wie es Susanne Langer feststellt, müßte jedoch anhand der Feinstrukturen beider Welten noch gründlicher nachgewiesen werden.

Ausbildung von MusiktherapeutInnen

Die Entstehung einer am psychoanalytischen Modell ausgerichteten Musiktherapie-Praxis begründete sich zunächst durch die ganz persönlichen Erfahrungen von Musikern im psychiatrischen und psychotherapeutisch-psychosomatischen Arbeitszusammenhang. Mary Priestley hat ihren Weg in "Musiktherapeutische Erfahrungen" (a.a.O.) genauer beschrieben und dabei auch Perspektiven aufgezeigt hinsichtlich einer Ausbildung analytischer MusiktherapeutInnen. Am Beginn stand die Erfahrung mit "moderner Improvisation", vermittelt durch den Komponisten und Improvisationslehrer Alfred Nieman an der *Guildhall School of Music and Drama* in London. Dieser freie Ausdruck ermöglicht es angehenden MusiktherapeutInnen, mit alten, vertrauten Tonsystemen von Renaissance oder Popularmusik zu brechen und dem Moment zu vertrauen. So entsteht Offenheit für Impulse der PatientInnen. Der Ausbildungsgegenstand Improvisation erscheint hier also als der musikalische Weg der Schulung von Empathie im musiktherapeutischen Zusammenhang. Umstritten ist dabei allerdings die Frage, inwieweit dieser Weg nur solchen Menschen möglich ist, die bereits auf eine längere musikalische Biografie verweisen können. Ist die Fähigkeit, musikalische Elemente und Bewegungsfiguren zu formen und zu entwickeln, gebunden an eine in die frühe Kindheit zurückreichende Erfahrung mit Musik als "Rettungsanker", als "Trösterin", oder - psychoanalytisch formuliert - als Übergangsobjekt bzw. Übergangsphänomen? Die meisten psychoanalytisch orientierten Ausbildungsgänge formalisieren die Antwort auf diesen bislang vernachlässigten Forschungsgegenstand und verlangen ein hohes künstlerisches Niveau als Eingangsvoraussetzung für ein Musiktherapie-Studium.

* KAPITEL 3 * PSYCHOANALYTISCHE THEORIEN

Neben der musikalisch-kreativen Befähigung benötigt der analytisches Musiktherapeut, so Priestley zumindest für die private, analytische Musiktherapiepraxis und für die Arbeit in Psychiatrie und Psychosomatik Selbsterfahrung im Rahmen einer Psychoanalyse oder analytische Psychotherapie (a.a. O. S. 133).

"Daneben ist eine parallellaufende Intertherap-Arbeit zu empfehlen, die der Erforschung von Möglichkeiten dient, wie man aufkommende Gefühlssituationen vom Standpunkt des Therapeuten und dem des Klienten her am besten musikalisch bearbeiten kann."

Die Arbeitsform Intertherap bzw. Intermusiktherapie ist bereits Mitte der 60er Jahre entstanden, indem Mary Priestley, Marjorie Wardle und Peter Wright die therapeutische Wirkung des Einzelmusiktherapie-Settings an sich selbst und auf Kollegen-Ebene erleben und reflektieren wollten. Sie ist durch Eschen in mehrere Musiktherapie-Studiengänge eingegangen. Die Vorzüge dieses musiktherapiespezifischen Selbsterfahrungs- und Supervisionsverfahrens, bei dem sich zwei Studierende unter Supervision in den Rollen Patient und Therapeut abwechseln, charakterisiert Eschen wie folgt:

"In dieser geschützten Situation, mit einem Supervisor im gleichen Raum solche Einzelmusiktherapie-Erfahrungen sammeln zu können, da ist es oft auch gut möglich, neue Verfahren auszuprobieren, die zum Beispiel von einem Patienten oder in Zusammenarbeit mit einem Patienten entdeckt waren, und wo jetzt vorgetestet wird, ob eine Generalisierung und Übertragung in andere Situationen sinnvoll zu sein scheint.
Durch die Supervisionsgespräche, die im Anschluß an solche Situationen laufen, kann dem Therapeuten geholfen werden
- Gegenübertragungs-Material von eigenen Anteilen zu unterscheiden,
- Angst zu verringern, wenn solche Unterscheidungen nicht gelingen
- und die Bedeutung eigenen Materials und eigener Beziehungsprobleme im Kontext der Probleme seines Patienten zu verstehen (und umgekehrt)." (Eschen 1990, S. 108).

Die Erfahrungen mit Intermusiktherapie als Bestandteil der Ausbildung analytischer MusiktherapeutInnen in Aalborg und Hamburg zeigen, daß als wesentliche Voraussetzung - möglicherweise als Ersatz für die bei vielen StudentInnen nicht vorhandene psychoanalytische oder psychotherapeutische Vorerfahrung - musiktherapeutische Selbsterfahrung in Einzel- und Gruppensettings vorangehen muß (vgl. Nygaard-Pedersen 1988, Eschen a.a. O.). Eschen faßt alle drei möglichen Settings in dem Begriff *Lehrmusiktherapie* zusammen und definiert:

* META-MUSIKTHERAPIE

"Lehrmusiktherapie ist die Anwendung musiktherapeutischer (mthp) Arbeitsverfahren in den Settings Einzelmusiktherapie (EMT), Intermusiktherapie (IMT) und Gruppenmusiktherapie (GMT), um den Studierenden unter Anleitung eines Musiktherapeuten erfahrbar zu machen, was Mthp für sie selbst leisten kann. Sie bietet Möglichkeiten der Selbsterfahrung und des Erlebens flexibilisierender und stabilisierender Prozesse im Rahmen mthp Handelns und mthp Beziehungen." (Eschen a.a. O., S. 99)

Wir können diese Ausbildungsaspekte hier nur andeuten und fassen zusammen: Die Ausbildung von MusiktherapeutInnen, die nach psychoanalytischen Vorstellungen arbeiten, erfordert u.a.
- eine lang jährige Erfahrung mit Musik als Kunstform
- den Erwerb improvisatorischer Fähigkeiten, um Angeboten des Patienten intuitiv begegnen zu können
- psychoanalytische bzw. psychotherapeutische Selbsterfahrung
- Lehrmusiktherapie als Hilfe zum Verstehen der Wirkung musiktherapeutischer Settings an sich selbst.

Wieweit Lehrmusiktherapie die psychoanalytische bzw. psychotherapeutische Selbsterfahrung ersetzen kann, dies hängt sicherlich von vielen Faktoren ab, u.a.
- von der Gesamt-Qualität der Ausbildung
- von der Qualifikation der LehrmusiktherapeutInnen
- von der Qualität methodischer und Supervisions-Lehrangebote
- von der psychischen Eingangsvoraussetzungen der BewerberInnen
- von der Bewertung nicht-musiktherapeutischer Selbsterfahrung als Ergänzung, Konkurrenz etc.

Gemeinsam ist allen psychoanalytisch orientierten Ausbildungskonzepten die ständige Aufgabe, musikalisches Geschehen, die musiktherapeutische Situation sowie den psychosozialen Hintergrund des Klienten psychodynamisch zu verstehen. Es geht nicht um Training und Förderung, auch nicht vordergründig um Kommunikationsübungen, sondern um Erleben, Interaktion, Aufarbeitung und Erkenntnisgewinnung.

Die Begleitung eigenverantwortlichen musiktherapeutischen Handelns findet ähnlich wie in anderen Therapiedisziplinen durch Supervision statt, die als psychoanalytische Supervision, als musiktherapeutische Supervision oder auch als kollegiale Supervision z. B. in Form einer musiktherapeutischen Balintgruppe stattfinden kann. Um eine Integration der Aspekte "Supervision der nonverbalen Anteile in der Musiktherapie", "Supervision

* KAPITEL 3 * PSYCHOANALYTISCHE THEORIEN

der Beziehungsgeschehens in der Musiktherapie", "Supervision der Bedingungen durch die jeweilige Institution" etc. hat sich Decker-Voigt bemüht, indem er ein "Ausbildungskonzept für Supervisoren mit musiktherapeutischer Feldkompetenz" entworfen hat (vgl. Decker-Voigt 1988).

Zusammenfassung

Aufgabe dieses Kapitels war es, den Beitrag der psychoanalytischen Theorie für das Verstehen von Musik in der musiktherapeutischen Praxis darzulegen. Darüberhinaus wurden einige mögliche Grenzen im theoretischen Modell Freudscher Therapie diskutiert.

Eine Vielzahl von Beiträgen wurde herangezogen, die Behauptungen über die Natur von Musik und über ihre möglichen Funktionen enthielten. Einige dieser Theorien sind überaus nützlich für die Arbeit der MusiktherapeutInnen und können möglicherweise die praktische Arbeit durch folgende rationale Erklärungen der psychodynamischen Zusammenhänge erhellen:

1. Musik dient als Mittel der Sublimierung, indem sie Triebe und Impulse in einer freundlich-akzeptierenden Weise kanalisiert.

2. Musik schafft durch "Katharsis" die Auflösung krankmachender Konflikte.

3. Musik ermöglicht eine allgemeine Stärkung der Ich-Struktur von PatientInnen in Richtung auf Anpassung und Schutz. Eine solche Stärkung mag wirksamere Techniken der Problembewältigung zur Folge haben.

4. Musik ist in der Lage, das Ich zu umgehen und auf direktem Weg ins Unbewußte zu gelangen. Seitdem dies behauptet wird, sind neue Aspekte der Selbstwahrnehmung des Individuums in Sicht - ein Prozeß, der zu einer reicheren Innenwelt führen kann.

Zuwenig Aufmerksamkeit wurde der "Sphäre der Beziehung des Menschen zu sich selbst" geschenkt. Dies ist zurückzuführen auf die Grenzen und Verengungen Freudschen Denkens.

Das Unbewußte wurde definiert als das, was wir weder im Kontakt mit uns selbst noch mit anderen kommunizieren (vgl. Laing 1961). Dieses Unbewußte, in der Hauptsache bestehend aus ungelösten Konflikten, kann besonders gut durch Musik erreicht werden. Es ist eins der Ziele der Psychotherapie, unbewußte Gedanken und Gefühle bewußt zu machen. Das Individuum kann dann diese verborgenen Gefühle gegenüber sich selbst und dem Therapeuten offenbaren.

Die Bedeutung, die durch Musik transportiert wird, impliziert Wachheit für all die Strebungen, Widerstände, Spannungen und Erfüllungen, die sich innerhalb von Kunst vollziehen. Diese Auffassung wurde ergänzt durch die Annahme, daß die Bedeutung in der Musik selbst vorhanden ist. Musik ist nicht zeichenhaft, d.h. der Inhalt der Musik weist keinerlei Ähnlichkeit auf mit dem Inhalt des Unbewußten.

In der Freudschen Terminologie wird gesagt, daß Musik - unter der Voraussetzung, daß sie in ihrer Form der Struktur unbewußter Erlebnisse und Konflikte ähneln würde - diese Konflikte nach den Regeln der freien Assoziation aktivieren müßte. Diese Aktivierung müßte also den direkten oder indirekten Konfliktausdruck auf vorbewußter oder bewußter Ebene erheblich erleichtern. Die kritischen Punkte dabei sind:

1) Welche Erklärung gibt es dafür, das Musik in ihrer Form oder Struktur den unbewußten Erlebnissen und Konflikten ähnelt?

2) Ist es denkbar, das etwas, das unseren "unbewußten" Gefühlen ähnelt oder mit ihnen verbunden wird, an der intellektuellen Kontrolle vorbei und unterhalb des Bewußtseins dieselben Konflikte mobilisiert?

KAPITEL VIER

DAS LERNTHEORETISCHE MODELL

KAPITEL 4

DAS LERNTHEORETISCHE MODELL

Lerntheoretische Denkmodelle in die Musiktherapie einzubringen, heißt zugleich, Sichtweisen und Standpunkte der vorstehenden Abschnitte zu verlassen. Für den Lerntheoretiker stellt sich nicht die Frage, ob die Macht der Musik die "innere Welt" des Menschen beeinflussen kann. Desgleichen befassen sich MusiktherapeutInnen, die Musiktherapie als Teil der Verhaltensforschung verstehen, in erster Linie mit Musik als unabhängiger Variable, die sich nach abhängigen Variablen wie dem Verhalten eines Patienten richtet.

Einige dieser Arbeitstechniken aus dem Bereich zielgerichteter Lernprogramme mit der Intention Verhaltensänderung wurden im klinischen Feld entwickelt. Sie werden meist mit dem Überbegriff "Verhaltensmodifikation" bezeichnet. Der Verhaltenstherapeut beschäftigt sich mit allen Formen menschlichen Verhaltens. Diese umfassen "those activities of an organism that can be observed by another organism or by an experimenter's instruments" (Hilgard, 1962). Sieht sich ein Verhaltenstherapeut mit einem spezifischen Problem klinischer Behandlung konfrontiert, so steht er vermutlich vor drei Fragen:

1. Welches Verhalten ist unangepaßt, welche Verhaltensweisen sollen wachsen oder abnehmen?

2. Welche Umwelteinflüsse unterstützen gegenwärtig das Verhalten des Subjekts, indem sie das unerwünschte Verhalten aufrechterhalten oder indem sie die Wahrscheinlichkeit seines Auftretens zugunsten angepaßterer Reaktionsweisen vermindern?

* KAPITEL 4 * DAS LERNTHEORETISCHE MODELL

3. Wieweit läßt sich die Umwelt des Patienten verändern (z. B. durch Verstärker), so daß auch eine individuelle Verhaltensänderung herbeigeführt werden kann? (vgl. Ullman und Krasner 1965).

Seit Gründung der National Association for Music Therapy (NAMT) in den USA hat es eine fortwährende Forderung nach musiktherapeutischer Forschung gegeben (Boxberger 1963, Gaston (Hrsg) 1968). Man betrachtete die Verhaltensforschung als den geeignetsten Ansatz, die Musik in der Musiktherapie wissenschaftlich zu begründen. In jüngster Zeit haben insbesondere in den Vereinigten Staaten viele MusiktherapeutInnen engeren Kontakt zu behavioristischen Methoden gesucht und wenden diese in ihrer Arbeit an. Sie sehen die ungeheuren Möglichkeiten, dadurch den wissenschaftlichen Ansatz der Lerntheorie für die Musiktherapie nutzbringend zu gebrauchen:

"Music therapy is a method of behavioral manipulation and therefore can automatically be considered as falling within the purview of the behavioral modification movement. Perhaps a redefinition of music therapy along behavioral lines should be investigated. This would necessitate alliance with experimental clinicians who are well trained in both the rigor of scientific methodology as well as the many aspects of clinical interaction. Thus, music therapy could take its place in the development of the behavioral school of clinical application, a place it both richly deserves and by the very virtue of its type of behavioral manipulations, rightly belongs" (Madsen, C. K.; Madsen, C. H. ; Cotter, 1968, S. 20).

MusiktherapeutInnen begannen mehr und mehr die Anwendungsmöglichkeiten in den behavioristischen Methoden zu entdecken: Konditionierung, Gegen-Konditionierung, Löschung, Desensibilisierung, Lernen am Modell etc. Seitdem sich diese Erkenntnis durchgesetzt hat, ist eine wachsende Zahl von Forschungsarbeiten zu beobachten. Diese begannen, das Arbeitsfeld der Musiktherapie durch das umfassende Gebilde der Lerntheorie abzusichern und etablierten so die Musiktherapie entlang einer naturwissenschaftlich orientierten Basis.

Rett und Wesecky(1975) sprechen von einer "wissenschaftlichen Musiktherapie" und skizzieren die Untersuchungs-Richtungen in fünf Aspekten:

"1. Emotionale, vegetative und elektroencephalographische Reaktionen Hirngeschädigter auf Rhythmus, Melodie, Klangfarbe, Lautstärke.
2. Differenzierung in der rhythmisch-musikalischen Ansprechbarkeit innerhalb der verschiedenen Krankheitsgruppen und deren Altersphasen.
3. Einfluß der menschlichen Stimme auf das hirngeschädigte Kind.

4. Die Möglichkeit der Stimulation und Sedierung der normalen und pathologischen Motorik beim hirngeschädigten Kind.
5. Erfassung und Verarbeitung von Lernprozessen im Rahmen musikalischer Übungen." (ebd. S. 191)

Auch Palmowski (1983a) fordert "eine konsequente Weiterführung der Grundlagenforschung insbesondere über die Wirkungsweisen von Musik..., um auf diesem Wege vielleicht einmal zu generalisierten Aussagen zu kommen." (ebd. S. 228)

Mit dem Primat "empirischer Überprüfbarkeit der Musiktherapie" steht und fällt nach Palmowski die Frage der "Anerkennung eines therapeutischen Verfahrens." So sei es dringend erforderlich, den Nachweis zu erbringen, "daß die (unbezweifelbaren) therapeutischen Erfolge der Musiktherapie auch tatsächlich auf das Medium Musik zurückzuführen sind (und nicht etwa auf andere Variablen der Therapiesituation wie z.B. die intensive Zuwendung durch einen 'Therapeuten')..." (ebd.)

Auch eine theoretische Grundlegung der Musiktherapie entlang der Lerntheorie könne bislang noch bei kaum einem musiktherapeutischen Konzept festgestellt werden (vgl. Palmowski 1983 b, S. 230). Für die methodische Anwendung schlägt Palmowski vor, zunächst einige Verfahrensweisen der Verhaltenstherapie, wie z. B. die "Systematische Desensibilisierung" sowie Verstärkersysteme wie "Token" und "Selbstbekräftigung" aufzugreifen. Diese könnten zu effektiverem musiktherapeutischen Handeln beitragen. Positiv hebt Palmowski hervor, daß das verhaltenstherapeutische Prinzip des "Lernens am Modell" ja bereits in musiktherapeutische Verfahren eingegangen sei. Er bringt das Modell-Lernen in Gegensatz zum musiktherapeutischen ISO-Prinzip, ohne jedoch einen genaueren Vergleich anzustellen (vgl. Palmowski 1983 c, S. 232).

Musik als Verstärker

Eine Reihe von Prozeduren der Verhaltensmodifikation basieren auf dem Glauben, daß menschliches Verhalten primär eine Funktion äußerer Umweltreize darstelle und im wesentlichen durch die sozialen Interaktionen bestimmt sei. So liegt der Schwerpunkt auch auf der Beeinflussung von Umweltreizen hinsichtlich einer Kontrolle von Verhaltensweisen (Steele 1967). Die Wirkung beruht i.w. auf den Prinzipien von Belohnung und Bestrafung resp. Entzug von Belohnung. Verhalten wird als Resultat seiner Konsequenzen betrachtet. Was einen Organismus

* KAPITEL 4 * DAS LERNTHEORETISCHE MODELL

verstärkt, ist dasjenige Ereignis, das bereits eine Reaktion zur Folge hatte und damit die Wahrscheinlichkeit seines künftigen Auftretens erhöht.

Man hat versucht, die genaue Verstärkerfunktion von Musik zu erfassen und ihre Stärke im Vergleich mit anderen verstärkenden Reizen wissenschaftlich nachzuweisen. Steele (1967) referiert drei Studien, die zu diesem Thema angefertigt wurden. Dabei ermittelt sie, daß sich musikalische Stimuli als abhängig von einer bestimmten manipulatorischen Reaktion der Versuchspersonen erweisen:

"Subjects in all three studies maintained the manipulatory response which was required before musical input would occur. It was found that musical stimuli functioned as reinforcers, and that stimulation as a function of the manipulatory responses could be maintained" (ebd., S. 58).

Es gibt viele Erklärungen darüber, warum Musik besonders verstärkend wirkt. Ein wichtiger Grund ist in den unbegrenzten Formen zu sehen, in denen Musik arrangierbar und präsentierbar ist. Sie vermag nahezu alle Menschen anzusprechen und sie über eine längere Zeitdauer zu motivieren. Der Variationsreichtum musikalischer Aktivitäten ermöglicht die Befriedigung individueller Bedürfnisse. Zudem dauert es erwiesenermaßen recht lange, bis Menschen ihren Sättigungspunkt gegenüber Musik erreicht haben.

In Forschungen über Musik muß ebenfalls darauf hingewiesen werden, daß der Verstärker-Reiz sofort nach dem Response zu präsentieren ist. Dadurch wird eine möglichst effektive Stärkung der betreffenden Verhaltensweisen erreicht.

Ponath und Bitcon (1972) "bezeichnen Behandlungsstunden mit dem Orff-Schulwerk als ideale Situationen für die Anwendung von Techniken der Verhaltensmodifikation. Es ermögliche sofortige positive Verstärkung, eine milde Form negativen Reinforcements und ähnliches." (Strobel und Huppmann 1978, S. 81)

Im Folgenden werden wir eine kurze Zusammenfassung über einige zentrale Studien aus diesem Gebiet geben. Die Beispiele sollen illustrieren, wie musikalische Praktiken innerhalb der Verhaltensmodifikation zum Einsatz kommen. Desgleichen sollen sich im weiteren Verlauf dieses Kapitels neue Blickwinkel eröffnen, bevor kritische Meinungen gegenüber diesem Ansatz ausführlich zur Sprache kommen.

Beispiele für einen Einsatz von Musik als Verstärker

Steele (1968) verwendet Musik, um unkooperatives Verhalten zu ändern. Bei einem 8-jährigen retardierten, doch trainierbaren Kind setzt sie Musik vom Kassettenrecorder ein. Diese an bestimmte Bedingungen geknüpfte Musik, soll das aggressive, ich-bezogene Verhalten dieses Kindes kontrollieren helfen. Ein Assistent beobachtet die Sitzungen durch die Einweg-Scheibe und hat dabei die Aufgabe, mit Hilfe eines Fußschalters auf Anforderung den Kassettenrecorder zu bedienen. Zu diesem Zweck wurden nach den Angaben der Mutter einige Lieblingslieder des Kindes für eine Wiedergabe aufgenommen. Die Prozedur besteht aus vier Stufen:

1) Die Verfügbarkeit der Musik ist abhängig davon, ob sich das Kind in einem aufgezeichneten Kreis aufhält, in dem sich auch die Therapeutin befindet. Jegliches Verhalten innerhalb des Kreises wird akzeptiert.

2) Die Therapeutin versucht das Kind zu veranlassen, daß es Bewegungen imitiert, die zu den vom Kassettenrecorder wiedergegebenen Spielliedern passen. Die musikalischen Stimuli werden weiterhin dargeboten, soweit das Kind den Kreis nicht unaufgefordert verläßt.

3) Therapeutin und Kind sitzen auf Stühlen im Kreis und singen aus einem Buch mit Kinderliedern. Später wird das Singen der Therapeutin davon abhängig sein, ob das Kind ein bestimmtes Lied in dem Buch auswählt. Bewegungen außerhalb des Kreises haben einen Entzug sozialer Verstärker zur Folge.

4) Immer mehr Umweltreize werden in den Therapieraum eingebracht, indem allmählich die ursprünglichen Objekte wieder zurückgenommen werden. Sobald jedoch andere Instrumente benutzt werden als jene, die um die Therapeutin herum angeordnet sind, werden sie aus dem Raum entfernt.

Dieses Verfahren wurde über eine Zeit von 12 Sitzungen angewandt. Es zeigte, daß Musik unter bestimmten Bedingungen aggressives, auf sich selbst bezogenes Verhalten eines Patienten im Rahmen eines musiktherapeutischen Settings kontrollieren half. Die Ergebnisse im einzelnen:

1) Aggressive Verhaltensweisen, wie sie während der Sitzungen auftraten, konnten gelöscht werden. Selbstgerichtes Verhalten in den Sitzungen nahm in dem gleichen Umfang ab, in dem ein Zuwachs an Zeit festzustellen war, die das Kind mit der Therapeutin innerhalb des Kreises verbrachte.

2) Das Zeitquantum, in dem das Kind sich in den halbstündigen Sitzungen im Kreis aufhielt, nahm beständig zu. Am Beginn waren es vier, am Schluß der Behandlung 25 Minuten.

* KAPITEL 4 * DAS LERNTHEORETISCHE MODELL

3) Auch die Bereitschaft des Kindes zur Zusammenarbeit mit der Therapeutin beim gemeinsamen Musikmachen erfuhr eine Steigerung. Sie nahm in dem gleichen Maß zu wie die Dauer des Aufenthalts im Kreis.

4) Das Kind reagierte zunehmend auf die verbal kontrollierenden Anweisungen der Therapeutin.

5) Im Verlauf der Sitzungen war es möglich, das Kind in immer anspruchsvollere Formen musikalischen Verhaltens einzubeziehen.

6) Wie dem Bericht eines Sonderschullehrers zu entnehmen war, zeigte das Kind auch außerhalb der Sitzungen mehr Bereitschaft zur Mitarbeit.

Nach den Prinzipien der Verhaltensmodifikation verfahren auch Jorgenson und Parnell (1970). Sie versuchten, musikalische Aktivitäten bei geistigbehinderten Kindern einzusetzen mit dem Ziel einer Verbesserung des Sozialverhaltens. Ein "Präferenz-Test" ermittelte zunächst die Vorlieben der Kinder bezüglich Musik. Weitere Tests wurden durchgeführt hinsichtlich des verbalen Ausdrucksvermögens sowie der Fähigkeit zur Teilnahme an Gruppenaktivitäten. Auf der Basis dieser Informationen wurden musikalische Aktivitäten ausgewählt und gezielt eingesetzt. Diese beinhalteten bestimmte Verhaltensweisen, die es zu modifizieren galt. Sie waren außerdem ähnlich denjenigen Aktivitäten, die in den folgenden musikpädagogischen Programmen angeboten wurden. Diese Affinität schien deshalb von Bedeutung, weil einige der Kinder möglicherweise später an ihnen teilnehmen konnten. Die Testwerte offenbarten, daß Verhaltensweisen wie Schlagen, Schreien, Stoßen und Nichtmitmachen eine Teilnahme und angemessene Interaktion zunächst erheblich störten. Dieses Verhalten war also nachhaltig zu korrigieren.

Auf einer nächsten Stufe wurde in jeder Sitzung die Häufigkeit beobachtet und notiert, mit der jedes Kind die genannten störenden Verhaltensweisen zeigte. Hierfür wurde von der "Timed-Sample-Beobachtungsmethode" Gebrauch gemacht. Den Kindern wurde ferner ein spezielles Punktsystem erklärt, das dabei helfen sollte, die jeweiligen Störungen zu eliminieren. Als Belohnung für angepaßtes Verhalten gab es Süßigkeiten und Musik. Die beiden Kinder mit der höchsten Punktzahl durften sich eine Schallplatte auswählen und abspielen. Die Ergebnisse dieses Programms zeigen deutlich, daß die Störungen signifikant abnahmen, während die aktive Teilnahme zunahm.

Walker (1970) arbeitet in Institutionen mit Schwerstbehinderten. Er verwendete Musik als Unterstützung und Entwicklung der Sprechfunktionen. In zwei Gruppen fanden für die Dauer von 12 Malen á 30 Minuten tägliche Musiktherapie-Sitzungen statt. Jede Sitzung umfaßte Singen,

Rhythmik und andere musikalisch-kreative Aktivitäten. Auch Bilder und verbale Stimulation hatten eine Funktion beim Training dieser experimentellen Gruppen. Ziel war es, daß die Teilnehmer die Wörter einer bestimmten Liste in der richtigen Weise sprechen lernten. Für die korrekte Aussprache dieser Wörter ebenso wie für andere Hinweise auf einen Fortschritt in der Sprachentwicklung gab es Plastik-Chips. Die Anhäufung einer bestimmten Anzahl von "Token" wurde mit maximal 15 Minuten "Music-Time" im Nebenraum belohnt. Die Teilnehmer der experimentellen Gruppe lernten bis zu 10 Wörter der betreffenden Liste mehr als die Teilnehmer der parallellaufenden Kontrollgruppe. Dies wurde als Beweis gesehen für den Wert der Unterstützung von Lernvorgängen durch Musik und audiovisuelle Stimuli. Ein weiterer Vergleich der beiden Gruppen ergab, daß die "musikalische" Belohnung für korrekte Aussprache und intelligenten Gebrauch der Wörter eine Zunahme dieser Verhaltensweisen innerhalb der täglichen Sitzungen zur Folge hatte.

Andere Studien zeigen die Vielzahl an Möglichkeiten, verschiedenste Verhaltensweisen mittels Musik zu beeinflussen. Um die Konzentrationsfähigkeit beim Lesen zu verbessern, bauten Steele und Jorgenson (1970) in einer Vorschule Phasen des Musikhörens ein. Lesen hieß in diesem Zusammenhang: Sitzen oder Stehen am Lesepult, Auswählen eines Buches, Durchblättern der Seiten des jeweiligen Buchs in der richtigen Reihenfolge, d.h. also vom Titelblatt bis zum Buchrücken. In einer weiteren Untersuchung berichtet Jorgenson vom Einsatz spezifischer Musikaktivitäten, die den Lernprozeß störende Verhaltensweisen abbauen helfen sollten (Madsen, Greer, Madsen 1972), z. B. Stereotypien und ungerichtetes Verhalten. Eine ähnliche Studie ist bei Johnsen und Philips (1971) zu finden, die ebenso Verhaltensänderungen zugunsten aufgabenorientierter Lernsituationen herbeiführen wollten.

Aus der Praxis von Erziehung und Unterricht verhaltensgestörter Kinder stammt der Ansatz "Musikmalen" nach Myschker (1973). Auch hier stellt Musik eine Art sozialen Verstärker dar. Myschker möchte durch den Einsatz von Musik in Phasen der Störungszunahme und des Nachlassens von Konzentration im Schulunterricht Entlastung bewirken und neue Lernmotivation schaffen. Die von den Kindern ausgewählte Musik wird zunächst gemeinsam gehört. Nach und nach gehen die melodischen und rhythmischen Impulse via Körperbewegungen in Fingermalen ein. Je mehr die Kinder dabei zu einer Kontrolle ihrer Bewegungen gelangen, desto größer wird die Zunahme an positiven sozialen Verhaltensweisen sein. Dies trägt auch zum Aggressionsabbau, zur Steigerung kooperativen Ver-

* KAPITEL 4 * DAS LERNTHEORETISCHE MODELL

haltens sowie zur Verbesserung der Leistungsmotivation bei. Sehr häufig stellt sich nach Aussagen Myschkers auch eine bessere Schüler-Lehrer-Beziehung ein, wobei der Lehrer sich bei der Anwendung des kombinatorischen Verfahrens "Musikmalen" als Therapeut versteht.

Weitere Einflüsse des lerntheoretischen Denkhintergrunds sind in zahlreichen Forschungsarbeiten und Praxisdokumentationen aus dem Zusammenhang sonderpädagogischer Musikdidaktik bekannt. Josef (1975) mißt dem Phänomen Musik die Bedeutung eines unbedingten Reizes entsprechend dem Pawlow´schen Reiz-Reaktions-Schema zu, wenn er "angeborene Reaktionsbereitschaften" unterstellt, die durch Musik hervorgerufen werden. Darüberhinaus ließen sich "...über die Koppelung mit einem sekundären, bedingten Stimulus, der nach entsprechenden Konditionierungen die Funktion des Primärreizes Musik übernimmt, ... Lernprozesse und Handlungen in Gang setzen." (Tischler 1983, S. 52)

Musik fungiert also vorrangig als bedingter Stimulus. Trotz gravierender Vorbehalte gegenüber behavioristisch-lerntheoretischen Ansätzen hinsichtlich der Reduktion innerpsychischer Vorgänge auf Reiz-Reaktionsfolgen nimmt Tischler folgende positive Bewertung vor:

"Unbestreitbar jedoch haben die Erkenntnisse der Lernpsychologie und die Anwendung sozialwissenschaftlicher Methoden zu einer Objektivierung von Forschungsprozessen und -ergebnissen beigetragen und sich für die Erklärung musiktherapeutisch relevanter Fragen als wertvoll erwiesen..." (ebd. S. 53)

Weitere Forschungsarbeiten leisteten einen Beitrag zur Ermittlung von Zusammenhängen zwischen dem Einsatz musikalischer Aktivitäten und - vorzugsweise schulisch relevanten - Transfereffekten auf Verhaltens- und Leistungsbereiche. An dieser Stelle sei nur Moog (1978) erwähnt, der die Frage von "Transfereffekte(n) des Musizierens auf sprachliche Leistungen, Lesen und Rechtschreiben" bei Sprach- und Lernbehinderten untersuchte. Trotz einiger Mängel im Untersuchungsaufbau war eine positive Tendenz im Sinne der Bestätigung einer Zunahme von Lernleistungen durch Singen und Musizieren festzustellen. Einige weitere Beispiele zeigen entsprechend dem "operanten Konditionieren" den Einsatz von Musik als "Verstärker".

In einer Untersuchung von Green, Hoats und Hornick (1970) wurde verzerrte Musik (mit den Extremen "Wah-Wah" und "Tremolo" sowie kurzen Unterbrechungen) mit den als Vermeidungsverhalten diagnostizierten Iaktationen (Schaukelbewegungen) eines retardierten, blinden Jungen. Musik stellt hier einen aversiven Stimulus dar. Der Erfolg dieser negativen Verstärkung besteht darin, daß die Unruhebewegungsrate wesentlich gesenkt werden konnte (vgl. Strobel und Huppmann a.a.O., S. 80).

Barett (1962) beschreibt, wie ein erwachsener männlicher Patient seine zahllosen Tics mittels Selbstkontrolle sowie durch die Unterbrechung der Geräusche und musikalischen Klänge, wann immer die Tics auftauchten, beherrschen lernte. Seine Tics umfaßten Kontraktionen von Nacken, Schultern, Brust und Bauchmuskulatur, Nicken des Kopfes, beidseitiges Augenzwinkern, Öffnen des Mundes sowie mildere Tics der Gesichtsmimik. Barett stellt fest: "...the most dramatic, rapid and reliable reduction resulted from tic-produced interruption of music."

Jorgenson (1970) konnte zwei stereotype Verhaltensweisen verändern, die ein tief gestörtes Kind ihm entgegenbrachte. Dessen typische Handbewegung war, den dritten Finger der linken Hand über den zweiten Finger zu legen. Außerdem drehte das Kind Handgelenk und Hand in seitlicher Bewegung zum Nasenrücken hin. Wann immer diese Stereotypien aufhörten, erklang die Lieblingsmusik des Kindes. Wenn jedoch des stereotype Verhalten wieder auftrat, unterbrach der Versuchsleiter sogleich die Musik und sagte: "Quiet hands". Das Tonbandgerät wurde dann erst wieder angeschaltet, wenn die Handbewegungen auch wirklich zur Ruhe gekommen waren. Das stereotype Verhalten konnte unter diesen Bedingungen in der Häufigkeit seines Auftretens tiefgreifend vermindert werden.

Rett und Wesecky (1975) entwickelten auf der Basis experimenteller Wirkungsforschung einen lerntheoretisch orientierten Ansatz einer "Musiktherapie bei hirngeschädigten-entwicklungsgestörten Kindern". Ziele des als heilpädagogisch gekennzeichneten Vorgehens sind die Förderung der Kreativität sowie die Entwicklung neuer Wege der Motivation mithilfe von Musik. In einem auf 8 Monate angelegten Versuch wurde einmal wöchentlich mit hirngeschädigten Kindern gearbeitet. Bei einigen störungsspezifischen Differenzierungen (unterschiedliche Methodik bei "hochgradig oligophrenen Kindern" gegenüber z.B. der Arbeit mit "emotional-affektiv gut ansprechbaren Mongoloiden") hat die Methodik die Ziele: Sensibilisierung für akustische Reize; Einführung eines akustischen Signals, um Aufmerksamkeit bzw. Zuwendung zu erreichen. Erziehung zu einer Grundton-Bereitschaft; Imitation (vgl. ebd., S 192).

Diese Ziele sollen auf musikalischem Wege erreicht werden, sie sollen sich aber auch durch andere Mittel einstellen bzw. auf andere Erfahrungs-Systeme transferiert werden. So kann ein Kind, das seine "Grundton-Bezogenheit" in der Musiktherapie gut entwickeln konnte, seine Fähigkeiten

* KAPITEL 4 * DAS LERNTHEORETISCHE MODELL

in einer logopädischen Förderung sinnvoll weiterentwickeln. Als Ergebnis ihrer Experimente stellen Rett und Wesecky fest:

" 1. Lernleistung und Erfolgserlebnis sind auch für das hirngeschädigte Kind ein Bedürfnis. Ihm kann bei Ausfall anderer Möglichkeiten innerhalb der Musiktherapie entsprochen werden.

2. Auf dem Wege über die Musik ist es möglich, Lernprozesse zu aktivieren, weil die Musik als Mittel zum Lernen akzeptiert wird. Dies ist um so deutlicher der Fall, je mehr die Sprache ausfällt.

3. Gedächtnisleistungen wie Einprägen und Reproduzieren können vor allem durch das Musik-Diktat geschult werden.

4. Die sogen. Vergessensrate, die bei Hirngeschädigten in allen nicht affektiv gesteuerten Bereichen sehr hoch ist, war im musikalischen Bereich unbedeutend." (ebd.)

Eine Musiktherapie-Technologie

Gegenwärtige Forschungen auf dem Gebiet der Verhaltensmodifikation mittels Musik machen die Notwendigkeit für eine Technologie der Musiktherapie offenbar. Carroccio und Carrocio (1972) schlagen erstmals eine solche Technologie vor. Diese soll den klinisch arbeitenden Musiker oder Musiktherapeuten ausstatten mit stets abrufbaren Informationen über die Variablen "Verhalten" und "Behandlungstechnik". Musikalisches Verhalten soll damit beschreibbar und operationalisierbar werden.

Im augenblicklichen Stadium der Entwicklung eines Fachberufs Musiktherapeut/Musiktherapeutin, so fordern sie, müsse dringend eine technologische Basis geschaffen werden, basierend auf empirischer Forschung. Musiktherapie-Technologie solle bestehen aus der Zusammenfassung von Forschungsergebnissen über Musiktherapie, gegliedert in die Variablen "Verhalten" und "Individuum". Ein entsprechender Index wäre dann für praktizierende MusiktherapeutInnen eine ständige Quelle, die es ihnen ermöglicht, in der Praxis auftretende Verhaltensweisen zu lokalisieren und Informationen zu erhalten über den Erfolg oder Mißerfolg bestimmter musikalischer Stimuli.

Rett verfällt geradezu in Euphorie, wenn er seine Vision von Musiktherapie offenbart:

" Musik als Leitschiene für Lernleistungen, als Verhaltensregulativ: ein faszinierender Gedanke und eine unerhörte Möglichkeit." (Rett 1973, S. 187 f.)

META-MUSIKTHERAPIE

Die wesentliche Kategorie, die Rett in Zusammenarbeit mit Wesecky heranzieht, ist die "Musikalität" hirngeschädigter Kinder, in Sonderheit "Gedächtnis für Melodien", "Rhythmisches Gefühl" und "Gedächtnis für Rhythmen" (vgl. Rett und Wesecky a.a.O.) Damit sind also - im Zusammenhang mit der früher erwähnten Charakterisierung von Musik als akustischer Reiz - jene Formen von "Musik", hervorgehoben, die von gewissem technologischen, d.h. kontrollierbaren Interesse sind. Andere Gebrauchsweisen von Musik, z. B. Rhythmus-"Stereotypen", werden schnell in die Abteilung "Musik als Droge" gedrängt und insbesondere für Hirngeschädigte als kontraindiziert abgelehnt.

Wesecky definiert in einem Arbeitspapier (1984):

"Die Methode beruht hauptsächlich darauf, Gesetze moderner Lerntheorien, bezüglich sensibilisieren, konditionieren oder motivieren, im musikalischen Bereich anzuwenden. Kinder, welche zu Stereotypien und Ritualen - und fast alle Behinderten zeigen diese Bereitschaft - neigen, sind im allgemeinen leicht zu konditionieren, weil sie eben auch für 'Hörschablonen' empfänglich sind."

Es ist klar, daß sich ein solch neuer Entwicklungszweig der Musiktherapie deutlich abhebt von früheren Vorgehensweisen, die zuweilen ihre Resultate aufgrund des eher intuitiven Eindrucks des Therapeuten ermittelten.

Anhand der Forschungen und Praktiken lerntheoretisch orientierter MusiktherapeutInnen sind folgende Merkmale festzustellen:

1. Das Klientel rekrutiert sich in der Mehrzahl aus dem Bereich hirnorganischer Schädigungen (Schwerstbehinderung).

2. Die institutionelle Nähe zum Bereich Erziehung und Bildung (z.B. Sonderschule) erscheint evident.

3. Musik dient in der Verhaltenstherapie häufig der Anbahnung von Verhaltensweisen, die in anderen Zusammenhängen (Unterricht, Sprachförderung etc.) gefordert sind.

4. "Musik" stellt i.S. des Reiz-Reaktions-Schemas ein "Produkt" dar, das nicht situationsspezifisch gemeinsam hergestellt wird, sondern das als akustischer Reiz (musikalisches Element) oder als Lied, Instrumentalstück o.ä. zumeist durch technische Mittler dargeboten wird.

5. Lerntheoretisch orientierte MusiktherapeutInnen legen besonderen Wert auf naturwissenschaftlich exakte Meßverfahren. So liegt nach Rett und Wesecky in der Person des Musiktherapeuten eher ein Störfaktor, wenn sie von der Schwierigkeit sprechen, "die Wirkung der Persönlichkeit des

* KAPITEL 4 * DAS LERNTHEORETISCHE MODELL

Untersuchers auf das Verhalten des Kindes, seine Leistungsbereitschaft und Leistungsfähigkeit auszuschalten." (Rett und Wesecky a.a.O., S. 191)

Sicherlich gibt es eine Menge Einwände gegen die Anwendung empirischer Methoden auf die Behandlungstechniken der Musiktherapie.

Es ist daher von größter Bedeutung, die Voraussetzungen der Lerntheorien sorgfältig zu betrachten, damit der behavioristische Ansatz einem Vergleich mit anderen theoretischen Bezugsrahmen und Behandlungsansätzen standhält.

Verhalten und Bewußsein

LerntheoretikerInnen erklären menschliches Verhalten vor allem als ein Resultat äußerer Umstände. Die meisten Phänomene des Bewußtseins gelten als Illusion und sind nach ihrer Auffassung irrelevant für die Erklärung von Verhalten. Dieser Umstand bedeutet, daß das Konzept von Bewußtsein keinen sonderlich hohen Stellenwert für die Frage nach der Bedingtheit von Verhalten innehat. Ein Argument für die Vernachlässigung von menschlichem Bewußtsein als Forschungsgegenstand ist darin zu sehen, daß Bewußtsein bzw. die verschiedenen Bewußtseinsschichten mehr dem Bereich des "Privaten" zugeordnet werden. Damit sind sie nicht "öffentlich beobachtbar" und als Gegenstand objektivierbarer wissenschaftlicher Erkenntnis unbrauchbar.

Dieses Denken ist zurückzuführen auf die Wissenschaftsphilosophie des Behaviorismus, vor allem auf Rudolf Carnap und andere Mitglieder der "Wiener Schule" (Malcolm 1964). Diese Wissenschaftler begründeten die Lehre des Physikalismus, dessen Grundthese lautete: "Jeder psychologische Satz ist auch als physikalischer Satz zu formulieren." Das philosophische Grundprinzip hinter dieser These wird als "Prinzip der Verifizierung" bezeichnet: "Die Bedeutung einer Aussage ist ihre Methode der Verifizierung", oder "Ein Satz sagt nur das aus, was sich auch überprüfen läßt".

Eine solche Aussage wäre etwa die Angabe, daß eine bestimmte Person aufgeregt oder ärgerlich ist. Dies meint nichts anderes, als daß sie sich in dieser oder jener Weise verhält, daß sie auf ganz bestimmte Reize voraussichtlich so oder anders reagieren wird, daß sich ihr zentrales Nervensystem in diesem oder jenem Zustand befindet etc. Solche Behauptungen beinhalten also gewissermaßen physikalische Angaben über einen inneren Zustand, in diesem Fall den von Aufregung oder Ärger. Dieser kann durchaus im Gegensatz stehen zum aktuellen und/oder potentiellen Verhalten. Die wirkliche physiologische Verfassung kann sich, muß sich aber nicht in Übereinstimmung befinden mit diesen "Fakten".

Wir beanspruchen also zuweilen die Richtigkeit einer Beobachtung, die wir kaum zu verifizieren wissen.

Die Behavioristen mögen recht haben, wenn sie darauf bestehen, daß es eine Art Klammer geben muß, die die Sprache der geistigen Phänomene und die äußeren Umstände mit dem gezeigten Verhalten verbindet. Dennoch gibt es Einwände hinsichtlich der Verwendung von psychologischen Aussagen, die das Individuum über sich selbst macht. Malcolm meint, daß solche Aussagen bis zu einem gewissen Grad in Beziehung stehen zum gezeigten Verhalten.

> "But they quickly go beyond that point. People tell us things about themselves which take us by surprise, things which we should not have guessed from our knowledge of their circumstances and behavior. A behavior philosopher will say that if we had known more about their history, environment, and behavior, we should have been able to infer this same information. I do not believe there are any grounds for thinking so. The testimony that people give us about their intentions, plans, hopes, worries, thoughts, and feelings is by far the most important source of information we have about them. This self-testimony has, one could say, an autonomous status. To a great extent we cannot check it against anything else, and yet to a great extent we credit it. I believe we have no reason to think it is even a theoretical possibility that this self-testimony could be supplanted by inferences from external and/or internal physical variables." (ebd., S. 153)

Man muß wahrscheinlich den Mangel an Übereinstimmung von Methoden und Techniken der heutigen Psychologie im Zusammenhang sehen mit philosophischen Ansichten über den Menschen. Allport (1966) hat die behavioristische Tradition in der Psychologie bis zu John Locke und den britischen Empirikern zurückverfolgt. Nach Auffassung dieser Philosophen empfängt der Mensch weitgehend passiv die Impulse der Umwelt. Der Wahrnehmungsvorgang schließt dabei keinerlei aktive Strukturierung der Sinnesreize ein (Tranøy und Hellesnes 1968). Der Intellekt ist passiv, erhält Inhalt und Form allein durch die hereinströmenden Impulse und durch das ganze Netzwerk von Assoziationen. Viele Richtungen - von der Assoziationspsychologie über die Sozialpsychologie, die Verhaltenspsychologie bis hin zu den PsychologInnen, die nach dem Reiz-Reaktions-Schema arbeiten - werden der Tradition Lockes zugerechnet. Sie stehen damit im Gegensatz zu PhänomenologInnen und GestaltpsychologInnen, die mehr in der Tradition von Leibniz anzusiedeln sind.

Im Unterschied zu Locke ist das Individuum bei Leibniz keine Ansammlung von Aktionen, ja, nicht einmal der Ort, an dem sich die

Aktionen abspielen. Der Mensch selbst ist Schöpfer der Aktionen. Man dürfe sie sich keineswegs vorstellen als durch irgendwelchen äußeren oder inneren Druck verursachte Bewegungen. Aktionen sind stets zielgerichtet.

Um zu begreifen, was ein menschliches Wesen ausmacht, muß man in die Überlegungen notwendigerweise mit einbeziehen, was es in der Zukunft einmal sein wird.

Es würde den Anspruch dieses Buchs erheblich überschreiten, wollten wir darüber befinden, welche Tradition die "richtige" ist. Jedoch kann uns die Diskussion der praktischen Konsequenzen des behavioristischen Ansatzes fruchtbare Denkanstöße geben hinsichtlich der Frage nach der Funktion, die Musiktherapie im Rahmen eines behavioristischen Settings hat. Auch ist die Beziehung zu betrachten zwischen diesem Kapitel und den späteren Aussagen über die Ansätze humanistischer Psychologie.

Der Behavioristische Akzent

Man hat den Behavioristen häufig vorgeworfen, daß sie das Objekt ihrer Forschungen allzusehr verengten auf den begrenzten Aspekt menschlichen Verhaltens innerhalb streng wissenschaftlich geplanter Prozeduren. Rogers meinte hierzu sinngemäß, die Behavioristen würden, indem sie Psychologie derart reduzierten, den Menschen zugleich der wesentlichen Charakteristika von Menschsein berauben (Rogers 1964).

Jedenfalls hat die Lerntheorie die Untersuchung innerer, persönlicher Einstellungen erheblich vernachlässigt: Ziele, Zweckbestimmungen, Wertvorstellungen, Geschmack, Selbstwahrnehmung, Fremdwahrnehmung, persönliche Konzepte über den Aufbau unserer Welt, angenommene oder zurückgewiesene Verantwortung und schließlich die ganze Welt der Phänomene mit ihrem jeweiligen Geflecht von Bedeutungen.

Es wurde oben bereits auf die Konsequenzen der behavioristischen Richtung für die Therapie hingewiesen: Der Patient ist reduziert auf einen reagierenden Organismus, er ist Produkt seiner biologischen Anlagen und der kumulative Effekt der gemachten Erfahrungen. Wolpe schreibt:

"Since the patient has had no choice in becoming what he is, it is incongruous to blame him for having gone awry, or to disparage him for the continuance of this unhappy state. The behavior therapist therefore does not moralize to his patient, but on the contrary goes out of his way to dislodge any self-blame that social conditioning may have engendered and that may have been magnified by statements made by friends, relations and previous therapists. He enables the patient to realize that his unpleasant reactions are due to emotional habits that he cannot help; that they have nothing to do with "moral fiber" or an unwillingness to get well; that similar reactions are easily induced in animals, who remain neurotic for just as long as the experimenter chooses and that when the experimenter decides to "cure" the neurosis, he applies to the problem methods that are determined by principles of learning" (Wolpe 1969, S. 56).

Diese Auffassung verträgt sich schwerlich mit einem Bild vom Menschen als freiem, selbstbestimmten Subjekt (Jourard 1968). Wenn man sich Sartres Doktrin vor Augen führt, nach der der Mensch das Ergebnis seiner eigenen Wahl sei (Sartre 1953), so erscheint plötzlich überaus deutlich die gewaltige Diskrepanz zwischen diesem existenzialistischen Menschenbild und dem behavioristisch-deterministischen Standpunkt. Einem Menschen seine Verantwortlichkeit abzusprechen, seine Fähigkeit zur eigenen Entscheidung und damit auch den therapeutischen Wert der Erprobung und Entwicklung von Verantwortlichkeit über Entscheidungen und Handlungen - dies ist nun in der Tat eine Frage von Entweder - Oder. In einer Reihe von Fällen wird diese gravierende Einschränkung sicherlich eine gegenläufige Wirkung haben gegenüber den eigentlichen Zielen der Therapie.

Es soll noch ein weiterer wichtiger Aspekt der Anwendung von Prinzipien der Verhaltensmodifikation auf therapeutische Zusammenhänge hervorgehoben werden: die Beziehung von Methoden in der Therapie und angestrebten Zielen. Die Betonung des Verhaltens und der Ausschluß der Funktion "Bewußtsein" hat vor allem jenen PsychologInnen zugesetzt, die gerade in den Bewußtseinsphänomenen das spezifische Charakteristikum des Menschen sehen. "Sich bewußt sein" heißt, sich der eigenen Gedanken, Gefühle, Wünsche, Erinnerungen, Träume etc. gewärtig sein. Es heißt, sich des eigenen Selbst bewußt zu sein. "Selbst" meint nicht mehr und nicht weniger als die Fähigkeit des Menschen, sich auch von außen betrachten zu können.

Eines der wohl bedeutendsten Ziele der Psychotherapie hat Jourard (1964) formuliert: Unterstützung des "wahren Selbst". Beim wahren Selbst hört das Individuum auf, eine Rolle zu spielen. Durch den Vorgang der Offenbarung des wahren Selbst werden in Anwesenheit des Therapeuten innere Gedanken und Gefühle enthüllt. Jourard stellt folgende Hypothese auf, wie das wahre Selbst des Patienten am effektivsten zu fördern sei: Ist das wahre Selbst im Therapeuten durch Offenheit und Spontanität gekennzeichnet, so wird es auch im Patienten diese Seiten ansprechen, verstärken und wachsen lassen - wenn dieser Umstand nicht gar eine Bedingung für diesen Effekt ist. Entsprechend verstärken unpersönliche, technische und ablehnende Einstellungen des Therapeuten ebensolche Verhaltensweisen beim

* KAPITEL 4 * DAS LERNTHEORETISCHE MODELL

Patienten. Leonard Krasner hat in seine Bewertung dieser Hypothese das folgende Zitat aufgenommen:

> "...it may very well be that research will indicate that the most effective therapist 'are themselves' in their relationship with their patients. However, I would feel that the therapist acting 'spontaneously' still represents a person who has been highly 'programmed' via his training, schooling, and previous interpersonal contacts. Probably the most effective behavior is to 'be spontaneous' in the relationship with them. Of course, what I am suggesting is that there is no such thing as spontaneity..." (Jourard 1961).

Jourard wurde sehr stark beeinflußt durch Martin Buber. Man muß diesen Hintergrund sehen, will man Jourard und seinen Begriff der "Spontaneität" richtig einorden. Nach Buber (1968) steht der Mensch in zweierlei Beziehung zur Welt. Eine Form dieser Beziehung zur Welt oder zu unserem Gegenüber ist charakterisiert durch Gegenseitigkeit, Direktheit, Präsenz und Intensität. Buber nennt dies die Beziehung vom Ich und Du im Unterschied zur Ich-Es-Beziehung, die durch Erfahrung und Verwendung des anderen gekennzeichnet ist. Dies ist der Zustand des Subjekts, bei dem es an Gegenseitigkeit fehlt. Er spielt sich innerhalb des Menschen ab und nicht zwischen ihm und der Welt.

Eine Anwendung der lerntheoretischen Prinzipien - oder jedweder "Techniken" - setzt voraus, daß der Therapeut dem Patienten mit einer objektiven, technischen Haltung gegenübertritt. Daraus folgt, daß jene spontane Beziehung im Sinne Jourards und Bubers ausgeschlossen ist. Dabei ist "objektiv sein" und "technisch denken" nicht unbedingt gleichzusetzen mit Unfreundlichkeit, Kälte und Ablehnung. Ullman und Krasner (1965) haben darauf verwiesen, daß für den Verhaltenstherapeuten eine "objektive" Haltung unerläßlich ist, eine Einstellung, zu deren Einnahme er geradezu gezwungen ist - häufig genug verbunden mit großem Leiden bei möglichst systematischer Anwendung der Prinzipien.

Wir können also zusammenfassen, daß die Verhaltensmodifikation wie alle "Techniken" zu einem Teil die Entscheidung für die jeweiligen Therapieziele determiniert. In bestimmten Fällen kann diese Methode nützlich sein für eine gezielte Verhaltensänderung. Aber unter der Annahme, daß nur spontanes Verhalten des Therapeuten - im Sinne von Bubers Definition charakterisiert durch "wahres Selbst" und "Präsenz" - Wachstumsprozesse des Patienten-Selbst in Gang bringt, versperrt sich der Verhaltenstherapeut diesen Zugang. Objektivität und systematisches Arbeiten mögen ihren Sinn haben bei der bewußten Steuerung des Behandlungsverlaufs. Wenn auf der anderen Seite wichtige, authentische Umgangsformen des Menschen schlichtweg ignoriert werden, verlieren jedoch auch solche Qualitäten an Wert.

Weitergehende Ansprüche an Therapie

Die Kritik am Behaviorismus übersieht gelegentlich die Tatsache, daß sich die Verhaltensmodifikation in einer Vielzahl von Situationen als höchst effektiv herausgestellt hat. In Feldern, in denen andere therapeutische Techniken bereits gescheitert waren, sind VerhaltenstherapeutInnen oftmals erfolgreich. Es scheint daher ungerechtfertigt, sie für etwas zu verurteilen, was sie entsprechend ihres beschränkten Blickwinkels nicht getan haben.

Moralische Probleme, so insistiert Wolpe (1969), sollte man nicht in Verbindung bringen mit "reinen" behavioristischen Fragen. Auf der anderen Seite sind, wie es PsychoanalytikerInnen behaupten, die Probleme täglicher Lebensbewältigung, die ganze Art des Seins so eng verknüpft mit der gesamten Persönlichkeitsstruktur des Patienten, daß es nur einen Weg gibt, eine grundlegende Verhaltensänderung herbeizuführen: die Erforschung der Lebenssituation des Patienten in all ihren Aspekten.

Wir haben bislang nicht über das Phänomen der "Symptomverschiebung" gesprochen. Es soll hier kurz gestreift werden. Ullman und Krasner (1965) referieren Forschungsergebnisse, die aufzeigen, daß eine Verlagerung von einem gelöschten Symptom auf eine andere Ebene nicht notwendigerweise die Folge einer Verhaltensmodifikation zu sein braucht. Dem ist entgegenzuhalten, daß ein Patient, der ein solches Programm durchlaufen hat, damit ja möglicherweise noch nicht seine "Grundfragen" beantwortet hat, als da sind Fragen nach seiner Existenz, Fragen nach Leben und Tod, Lebenssinn etc. Wie können derlei existenzielle Fragen verbunden werden mit den verschiedenen Verhaltensproblemen? Ist es überhaupt als Aufgabe des Therapeuten anzusehen, solche Probleme in der Therapie mitzubedenken?

Was VerhaltenstherapeutInnen mit Erfolg betreiben, ist die Behandlung spezifischer Aspekte des Verhaltens, ohne notwendigerweise die gesamte Lebenssituation des Patienten zu berühren. Und viele Menschen haben ja auch tatsächlich nicht die nötige verbale Fähigkeit, von der heilenden Wirkung eines analytischen Gesprächs zu profitieren. Andere sind nicht bereit, existenziellen Fragen bei sich nachzugehen. So ist man leicht geneigt festzustellen, daß es zwar einen großen Bedarf für Therapie gibt. Es ist auf einer bestimmten Ebene aber nur eine Therapieform, die diesem Bedarf

* KAPITEL 4 * DAS LERNTHEORETISCHE MODELL

nachkommt, insbesondere dort, wo andere Behandlungsmethoden bereits versagt haben.

Ein weiteres Motiv für die Wahl einer lerntheoretisch ausgerichteten Musiktherapie kann im Faktor Zeit begründet liegen, wenn z. B. die Notwendigkeit einer zeitlichen Befristung im Rahmen eines klinischen Settings gegeben ist (Fokussierung). Zu bedenken sind auch die Vielzahl von Ansätzen im Feld "präventiver Medizin", in denen bestimmte Wahrnehmungsfähigkeiten gezielt trainiert werden. D. E. Michel (1984) dokumentiert ein Forschungsvorhaben bei asthmakranken Kindern, das auf eine große Anzahl asthmakranker Grundschulkinder einer amerikanischen Großstadt angelegt ist. Mithilfe musikalisch-strukturierter Techniken werden Abwehrkraft und Selbstkontrolle gestärkt, so daß aufkommende Asthma-Anfälle rechtzeitig wahrgenommen und ggf. vermieden werden können. Im Bewußtsein psychosomatischer Wechselwirkungen wird hier also eine durchaus verantwortbare Beschränkung des Blickwinkels vorgenommen.

Für ihre musiktherapeutische Arbeit mit adipösen Frauen haben Bergerhoff und Timmermann (1989) Musiktherapie und Verhaltenstherapie kombiniert. Die neun Teilnehmerinnen hatten bereits mehrere gescheiterte Versuche mit Diät hinter sich. In dem therapeutischen Setting begleiteten kognitiv-verhaltenstherapeutische Elemente i. S. von "Selbstkontrolltechniken" den psychodynamisch verstandenen musiktherapeutischen Prozeß:

"... anhand von Protokollen über die Nahrungsaufnahme, die jeweiligen Kalorienberechnungen und vor allem die jeweils spezifischen Situationen der Nahrungsaufnahme werden die Teilnehmerinnen in die Lage versetzt, ihr individuelles Eßverhalten zu analysieren. Die Analyse bildet die Grundlage für die Erstellung eines individuellen Therapieplans, der ...in kleinen Teilschritten das Eßverhalten umgestalten und zur Kontrolle von Eß-Reizen verhelfen soll. Selbstbelohnung für das Erreichen von bzw. die Annäherung an Teilziele stellt dabei ein wesentliches Moment der Verhaltensmodifikation das. Diese...Selbstkontrolltechniken wurden in unserer Therapiegruppe mit musiktherapeutischen Angeboten und sog. Aktionsmethoden (Rollenspiel) kombiniert." (Bergerhoff und Timmermann 1989, S. 244 f.)

Ausbildung von MusiktherapeutInnen

Die Einführung von Techniken der Verhaltensmodifikation in die musiktherapeutische Praxis hat in vielen Fällen den Schwerpunkt, der ursprünglich auf Musik und der musikalischen Ausbildung der TherapeutInnen lag, auf das Training und den Gebrauch jener Techniken hin verlagert. In der Literatur über Forschungsergebnisse aus diesem Bereich wird Musik in der einen oder anderen Weise als Belohnung eingesetzt. Es gibt kaum Hinweise darauf, daß Musik als lebendige Sprache verwendet wird - als Mittel der Kommunikation zwischen TherapeutIn und PatientIn.

In den meisten Studien erscheint Musik als "toter Gegenstand". Entweder wird Musik vom Tonband, von der Kassette, von Plattenspieler dargeboten oder in Form eines bereits komponierten Liedes oder Musikstücks. Fast nie wird Musik an Ort und Stelle spontan "komponiert" oder geschaffen, wie z.B. eine Improvisation, die den speziellen Bedürfnissen des Augenblicks zu begegnen weiß.

Diese Tatsache hat vermutlich zu tun mit den Standards des Lerntheoretikers: Vorhersagbarkeit und Kontrolle über die Variablen der jeweiligen Situation nehmen einen hohen Rang ein. In einer improvisierten musikalischen Situation ist dagegen Raum für jegliches denkbare Geschehen. Sie mag den Durchbruch in der therapeutischen Beziehung bringen oder auch nicht. Dieses Denken liegt natürlich nicht auf der Linie des lerntheoretischen Modells, obgleich es eigentlich keinen Grund gibt, warum nicht improvisierte Musik gerade als besonders starker Verstärker für verschiedene, vom Patienten initiierte Aktivitäten gesehen werden könnte. Die Anwendung von Techniken der musikalischen Improvisation in der Therapie könnte nach unserer Auffassung gar eine Herausforderung darstellen für lerntheoretisch orientierte MusiktherapeutInnen. So sollte in der Lerntheorie mehr Schwergewicht gelegt werden auf den Zusammenhang und die Wechselwirkung von lerntheoretischem Denken und Prinzipien der Verhaltensmodifikation einerseits und einer Analyse der Wirkung lebendiger, improvisierter Musik auf therapeutisches Geschehen andererseits. Einen Ansatz in diese Richtung haben bereits Bonath und Bitcon (1972) unternommen.

Auch der letztgenannte Ansatz von Bergerhoff und Timmermann gibt in diesem Sinne ein gutes Beispiel.

Zusammenfassung

In diesem Kapitel wurden einige grundlegende Ideen und Prinzipien der Lerntheorie sowie ihre Anwendung in der Therapie dargestellt. Dies wurde ergänzt durch Forschungsarbeiten zum Gebrauch von Musik nach den Gesichtspunkten der Verhaltensmodifikation. Dabei konnten wir aufzeigen, daß der gegenwärtige Forschungsstand zur gezielt eingesetzten Musik eine Technologie der Musiktherapie erfordert, die ihre Basis im Sinne der empirischen Wissenschaft begründet.

* KAPITEL 4 * DAS LERNTHEORETISCHE MODELL

Es wurde ebenso die Kritik am behavioristischen Modell erwähnt, vor allem die Kritik an der Vernachlässigung der "inneren Welt" des Menschen. Diese Kritik steht im Zusammenhang mit einer Diskussion über Methoden und Ziele in der Therapie. Zusammenfassend läßt sich sagen, daß ein Bedarf existiert für verschiedenste Formen der Therapie. Das behavioristische Modell sowie die an ihm ausgerichteten Behandlungstechniken kommen diesem Bedarf auf einer bestimmten Ebene nach.

In einem letzten Abschnitt wiesen wir auf den Zusammenhang von lerntheoretischen Prinzipen und Qualifizierung der nach diesem Modell arbeitenden TherapeutInnen hin, insbesondere was die Verwendung von "Musik" angeht. So erscheint es zumindest als fraglich, warum "Verhaltensmodifikation" und "musikalische Improvisation" einander ausschließen sollen.

Im folgenden Kapitel werden wir den behavioristischen Ansatz mit den Vorstellungen "humanistischer" Psychologie in Beziehung setzen, stehen doch beide im wissenschaftsphilosophischen Zusammenhang des "kartesianischen Denkens" bzw. weisen hin auf das Problem des "philosophischen Dualismus".

* **META-MUSIKTHERAPIE**

KAPITEL FÜNF

HUMANISTISCHE UND EXISTENZIALISTISCHE WEGE IN DER MUSIKTHERAPIE

KAPITEL 5

HUMANISTISCHE UND EXISTENZIALISTISCHE WEGE IN DER MUSIKTHERAPIE

Seit etwa vier Jahrzehnten ist in der Psychologie ein neuer Trend zu verzeichnen. Er wurde mit "dritte Kraft" bezeichnet. Es waren die humanistischen oder existenzialistischen Ansätze, die neben Psychoanalyse und Lerntheorie mehr und mehr Anerkennung fanden als dritter Schwerpunkt in der amerikanischen Psychologie. In diesem Kapitel wird es um drei Aufgaben gehen:
1) Darstellung der wichtigsten Sachverhalte gegenwärtiger humanistischer Psychologie,
2) Zusammenfassung einiger Forschungen und Arbeitstechniken in den musiktherapeutischen Ansätzen, die durch diese neue Entwicklung beeinflußt wurden,
3) Diskussion der grundlegenden Konzepte und Verfahren dieser Richtung.

Die "Dritte Kraft" in der Psychologie

Die humanistischen PsychologInnen behaupten, daß eine beträchtliche Anzahl menschlicher Phänomene in den anderen psychologischen Richtungen zu kurz kommen. Aufgabe der humanistischen Psychologie sei es, sich mit dem Menschen als Ganzheit zu befassen. Mit Blick auf das Selbstverständnis der Amerikanischen Gesellschaft für Humanistische Psychologie wird definiert:

"Humanistic psychology is primarily an orientation towards the whole of psychology rather than a distinct area or school. It stands for respect for the worth of persons, respect for differences of approach, open-mindedness as to acceptable methods, and interest in explor-

* KAPITEL 5 * HUMANISTISCHE UND EXISTENZIALISTISCHE WEGE

ation of new aspects of human behavior. As a "third force" in contemporary psychology it is concerned with topics having little place in existing theories and systems: e.g., love, creativity, self, growth, organism, basic need gratification, self-actualization, higher values, being, becoming, spontaneity, play, humor, affection, naturalness, warmth, ego-transcendence, objectivity, autonomy, responsibility, meaning, fair-play, transcendental experience, peak experience, courage, and related concepts." (Severin 1965, S. 4)

Es ist im wesentlichen der besondere Blickwinkel, der, wie oben skizziert, den spezifischen Charakter der humanistischen Psychologie als Schule oder Bewegung ausmacht. Die humanistische Psychologie nimmt für sich Offenheit in Anspruch, sie respektiert jeden Menschen als wertvoll, anerkennt unterschiedliche Auffassungen in den Arbeitsansätzen. Sie steht damit neben allen anderen Ansätzen oder Richtungen der Psychologie, soweit sie sich als wissenschaftlich begreifen.

In dem Maße, wie die humanistische Psychologie an Bedeutung zunahm, war auch ein Sich-Abwenden von den rigiden Prozeduren und Experimenten festzustellen, die das Feld wissenschaftlicher Psychologie weithin dominierten. Humanistische PsychologInnen empfanden die Versuchsanordnungen im behavioristischen Modell als viel zu eng. Der Reichtum an menschlichen Phänomenen sei auf diese Weise nicht zu erklären oder zu verstehen. Die Ideale der Naturwissenschaft könnten ihrer Meinung nach auf die Erforschung des Menschen, seiner Eigenschaften, Gefühle und Verhaltensweisen nicht übertragen werden. Wir finden in der Literatur über humanistische bzw. existenzialistische Psychologie häufig Aussagen, wie sie in dem folgenden Zitat getroffen werden:

"Toward the end of the Nineteenth Century, when psychology was separating from philosophy and attempting to establish itself as a science, its leaders were eager to be accepted as true scientists. Accordingly, they did their best to copy in their own field the same methods which had won prestige for the older and more advanced science of physics. To correspond with the physicist's atom as the most elementary unit of matter, these early psychologists endeavored to identify "atoms" of behavior - that is, irreducible elements of human activity which might serve as building-blocks for more complicated reactions. They tried to do this by employing as nearly as possible those methods of experimental analysis which were used in physics. By present standards these early efforts were crude, but, despite increased sophistication, present-day experimentalists still tend to be ultra-conservative in the selection of problems upon which to do research. Since they are fearful of turning up data not at once countable or measurable by techniques already at hand, they have relatively little to contribute as yet to such full-scale human problems as emotion and personality. Psychology, they say, needs perhaps another fifty or a hundred years of development before it can deal adequately with such complicated matters" (Perls, Hefferline und Goodman 1951, S. 17).

Hauptaxiome der humanistischen Psychologie

Bugenthal (1963) nennt fünf Hauptaxiome der Humanistischen Psychologie. Diese repräsentieren die gemeinsame Grundlage der meisten Autoren, die in Verbindung stehen mit der "dritten Kraft".

1) *Der Mensch ist mehr als die Summe seiner Teile.*

Wenn in der humanistischen Psychologie vom "Menschen" gesprochen wird, so ist damit mehr gemeint als das Individuum als "Organismus". Humanistische Psychologie sieht den Menschen als einzigartige Spezies. Nicht die organisch-biologischen Seiten oder die sozialen Verhaltensweisen sind es, die den Menschen ausmachen, sondern der Wert des Menschseins selbst. Dieses erste Postulat stellt den Grundpfeiler humanistischer Psychologie dar. Das Individum kann nicht vordergründig als Addition von Teilfunktionen angesehen werden. Zwar gehört die Kenntnis von Einzelaspekten des Menschen zum essentiellen Repertoire wissenschaftlicher Forschung. Solche Erkenntnisse sagen aber lediglich etwas aus über die Teile eines Organismus´ und ihre Beziehung zueinander. Dies ist nicht gleichzusetzen mit dem Wissen über den Menschen als ganzheitliches Wesen.

2) *Der Mensch ist nur begreifbar innerhalb seines interpersonellen Kontexts.*

Es gehört zur Einzigartigkeit der menschlichen Natur, daß Menschen immer in Beziehung stehen zu ihren Mitmenschen. Diese interpersonellen Fähigkeiten gehören zu den zentralen Themen humanistischer Psychologie. Natürlich befaßt diese sich auch mit dem Alleinsein und mit Gefühlen der Einsamkeit, aber es ist klar, daß auch Worte wie "Alleinsein" und "Einsamkeit" nur im Rahmen eines spezifisch menschlichen Kontexts zu begreifen sind. Eine Psychologie der Teilaspekte wäre demgegenüber eine Psychologie, die die aktuelle oder potentielle Bezogenheit menschlicher Erfahrungen lediglich mechanistisch und damit unvollständig handhabt.

3) *Der Mensch zeichnet sich aus durch Wachheit.*

Dieses dritte Axiom rückt die Wachheit des Menschen in den Mittelpunkt der Aufmerksamkeit. Wachheit ist ein Kontinuum auf verschiedenen Ebenen. Nicht alle Seiten menschlicher Erfahrung stehen dem Einzelnen gleichzeitig zur Verfügung. Jedoch, wie auch immer der jeweilige Bewußtseinszustand beschaffen sein mag: Wachheit ist ein essentieller Bestandteil

* KAPITEL 5 * HUMANISTISCHE UND EXISTENZIALISTISCHE WEGE

des Seins. Wachheit als Kontinuum ist zudem wesentlich für ein Begreifen des menschlichen Erlebens. Der Mensch schreitet keineswegs in voneinander getrennten Entwicklungsstufen voran- eine Tatsache, die in den Experimenten des Behaviorismus allzuleicht übersehen wird, so, als hätte es vor dem Experiment keine Vorerfahrungen, keine Wachheit gegeben. Das Unbewußte weist im Verständnis der humanistischen Psychologie hin auf eine Wachheitsstufe, die keine direkte oder sofortige Wahrnehmung ermöglicht, die nichtsdestoweniger Wachheit beinhaltet. Dies entspricht in groben Zügen Freuds Theorie vom Unbewußten, ist allerdings mehr bezogen auf die humanistische Richtung.

4) *Der Mensch ist selbstbestimmt.*

Diese Forderung stellt fest, daß Entscheidung und Auswahl, die das Individuum trifft, ein Ergebnis ist von Erfahrungen. Da der Mensch wach ist, ist ihm auch bewußt, welche neue Richtung der Fluß seiner Wahrnehmungen durch bestimmte Entscheidungen einnehmen kann. Er steht nicht neben seinen Erfahrungen, sondern partizipiert höchst aktiv. Die menschlichen Eigenschaften und Fähigkeiten transzendieren sozusagen die Natur der Schöpfung auf eine neue Ebene. Die Befähigung des Menschen zu aktiv initiierter, willentlicher Veränderung liegt in diesem Postulat begründet.

5) *Menschen sind immer auf ein Ziel gerichtet.*

In dem, was ein Mensch auswählt oder entscheidet, zeigt sich jeweils eine bestimmte Intention. Nicht das Streben nach etwas ist damit gemeint, sondern mehr eine Gerichtetheit. Menschen intendieren Ziele, Werte, schöpferische Werke und Bedeutungen. Auf der Basis ihrer Intentionalität schaffen sie Identität, die den Einzelnen von jedem anderen unterscheidet. Weiter wird festgestellt, daß der Mensch sowohl "Bewahrung" als auch "Veränderung" anstrebt. Das mechanistische Menschenbild dagegen berücksichtigt meist nur die Triebreduktion im Dienste von Homöostase. Nach Ansicht der Humanistischen Psychologie trachtet der Mensch nach Ruhe, sucht aber zur gleichen Zeit Variation und Ungleichgewicht. Er hat das Bestreben nach Vielfalt und Komplexität. Man könnte sagen, daß auch dies ein Hauptwesenszug des Menschseins ist: seine Widersprüchlichkeit.

Der Einfluß der existenzialistischen und phänomenologischen Philosophie

Im Laufe dieses Jahrhunderts wurde die humanistische Psychologie tiefgreifend beeinflußt durch existenzialistisches und phänomenologisches Denken. Philosophen wie Kierkegaard, Husserl, Heidegger, Marcel, Buber, oder Sartre haben in ihren Betrachtungen über das menschliche Sein auf unterschiedliche Weise den Boden geschaffen für die humanistische Psychologie. Einige ihrer Ideen seien im folgenden kurz referiert.

Vor etwa hundert Jahren lieferte uns der dänische Philosoph Søren Kierkegaard einen scharfsinnigen und vorausschauenden Einblick in die Problematik von Bewußtheit des eigenen Selbst, Spaltung der Identität, Entfremdung und Selbstentfremdung, Einsamkeit und Angst. Rollo May bemerkt:

> "Kierkegaard's penetrating analysis of anxiety....would alone assure him of a position among the psychological geniuses of all time. His insights into the significance of self-consciousness, his analysis of inner conflicts, loss of self, and even psychosomatic problems are the more surprising since they antedate Nietzsche by four decades and Freud by half a century. This indicated in Kierkegaard a remarkable sensitivity to what was going on under the surface of Western man's consciousness in his day, to erupt only a half-century later". (Rollo May, zit. b. Ruitenbeek 1962, S. xiii)

Wir können hier nicht alle Aspekte in Kierkegaards Arbeiten berühren und wollen uns lediglich auf das Thema Angst beschränken.

In seiner ersten Theorie der Angst hatte Freud diese als Rückkehr der unterdrückten Libido bezeichnet. Später sieht er Angst mehr als Reaktion des Ichs auf die durch den Verlust des Liebesobjekts auftretende Bedrohung. Kierkegaard beschreibt demgegenüber, daß Angst immer dann in Erscheinung tritt, wenn das lebendige Sein einen Kampf führt gegen das Nicht-Sein. Der wirkliche Schrecken liegt seiner Meinung nach nicht in der Angst vor dem Tod als solchem. Vielmehr macht der Umstand Angst, daß jeder von uns sich auf beiden Seiten dieses Kampfes befindet: "anxiety is a desire for what one dreads, a sympathetic antipathy". Von Kierkegaards Standpunkt aus betrachtet, ist Angst eine fremde Macht,

> "an alien power which lays hold of an individual, and yet one cannot tear one's self away, nor has a will to do so, for one fears, but what one fears one desires" (Rollo May, 1960).

* KAPITEL 5 * HUMANISTISCHE UND EXISTENZIALISTISCHE WEGE

Edmund Husserl (1859-1938) gilt als Vater der modernen Phänomenologie. Er war ursprünglich Mathematiker und begann mit seinen Studien über Phänomenologie erst im Alter von vierzig Jahren. Als er Anfang zwanzig war, studierte Husserl bei Brentano, der durch sein Konzept der Intentionalität hohes Ansehen erworben hatte. Unter Intentionalität verstand Brentano, daß das Bewußtsein weder rein formal im kantianischen Sinne zu sehen sei noch als im wesentlichen leer und passiv, wie Locke gemeint hatte. Im Gegenteil. Das Bewußtsein als etwas Leeres oder als abgetrennt zu begreifen, zeuge von einem großen Unverständnis. Menschliche Erfahrungen und Erlebnisse zeigten uns, daß Bewußtsein stets heiße: *sich über etwas Bestimmtes bewußt sein*. Die Struktur des Bewußtseins sei also eine dynamische. Sie sei untrennbar verbunden mit den Objekten, die die jeweiligen Informationen liefern. Dies solle der Begriff der Intentionalität ausdrücken (vgl. Sadler 1969, Kapitel 2).

Sadler beschreibt den jungen Husserl, wie er durch Brentano dazu angeregt wurde, seine Bemühungen um die Entwicklung mathematischer Grundlagenforschungen durch ein Engagement für Psychologie und Philosophie als echte Wissenschaften zu ersetzen. Aufgabe und Ziel war es nun, so klar und sicher wie möglich zu verstehen, welche Strukturen dem Bewußtsein in seiner vollen Intentionalität zugrundeliegen. Wenn sich Bewußtsein mit den Begriffen der Intentionalität erforschen lasse, so könne ein Grundlagenwissen geschaffen werden über die gesamte Wirklichkeit des Menschen, noch bevor es zu einer Spaltung von Subjekt und Objekt komme. Husserl steckte also - so Sadler - die Erforschung des "reinen Bewußtseins" als sein Terrain ab:

> "By 'pure consciousness' he meant the ego, or the center of the self which harbors all of the individual's interests and recollections, and from which emerge his thinking, acting, reacting, judging, etc. This center or core of the self is that aspect of the personality, the pure ego, which stands in direct relation to the world of essences, or universals, or ideas, which comprise all meaning and make experience, as we understand it, possible. The purpose of his phenomenology is to demonstrate the direct experience of these objective, self-revealing essences by the pure ego, which had been ignored by the traditional science of consciousness, psychology." (ebd., S. 28)

Unter existenzialistischen PhänomenologInnen werden Husserls Ideen eines "reinen Ego" oder eines "transzendentalen Ego", wie es auch genannt wird, vieldiskutiert. Husserl bereitete den Boden für eine außerordentlich fruchtbare Entwicklung der phänomenologischen Methode vor. Für unseren Zweck wollen wir uns hier nur mit den wichtigsten Ideen der Phänomenologie zu befassen. Phänomenologie wird verstanden als Methode der Suche nach den Voraussetzungen für Wissen und Kenntnisse: Wie wird Wissen erworben? Welches sind die Bedingungen hierfür?

Bubers Beitrag, das Konzept einer Ich-Du-Beziehung, wurde bereits in Kapitel 4 behandelt. Ein anderer deutscher Philosoph, Heidegger, betont das "Dasein". Auf der Suche nach der ontologischen Analyse eines "authentischen" Dasein, hebt er in seinem Konzept drei Phänomene hervor: "Bewußtheit", "Schuld" und "Erlösung". Bewußtheit steht in Beziehung zum menschlichen Selbst. Sie erlöst den Menschen aus der völligen Anonymität des "Man". Schuld akzentuiert das im ursprünglichen und eigentlichen Sinne fehlende oder entbehrte "Dasein". Nur wenn der Mensch seine inneren Kräfte und den Bereich von Schuld annehmen kann, ist er offen für die authentischen Grundlagen seiner Existenz. Er projiziert sich selbst durch "Erlösung" auf diese inneren Kräfte und gibt seinem Dasein auf diese Weise eine unbestreitbare "Klarheit" (vgl. Ruitenbeek 1962).

Rollo May sagt: "What an individual seeks to become determines what he remembers of his has been". In diesem Sinne bestimmt die Zukunft die Vergangenheit. Für den Therapiepatienten ist Zukunft nicht eine Sammlung entfernter Ereignisse. Vielmehr wird er sich selbst immer mehr innerhalb der Gegenwart realisieren, sobald er sich seiner neurotischen Ängste und Hemmungen entledigt hat.

"True neurosis generally operates as the block which prevents the patient from reaching that goal. Far too often he lacks self-awareness, what Heidegger calls Seinsverständnis, and thus cannot exert the ability to choose. This 'ability to choose' is an assumption fundamental to existential thinking. The psychotherapist, however, must emphasize the Eigenwelt: a significant aspect of his work is demonstrating the range of relationships between the patient's self and the world, i.e. making the patient more familiar with the several modes of being-in-the-world. As Binswanger states the problem, existential analysis tries to understand the patient's life history, but it does "not explain this life history and its pathologic idiosyncrasies according to the teaching of any school of psychotherapy, or by means of its preferred categories. Instead, it understands this life history as modifications of the total structure of the patient's being-in-the-world..." Since neurosis may operate to limit a patient to Umwelt and Mitwelt, past and present, the existential analyst's concern with Eigenwelt is the gate into the future, and it is in the future that cure may occur." (Ruitenbeek, a.a.O., S. 26)

In diesem Zusammenhang ist der Beitrag Sartres etwas schwieriger zu beurteilen. Von Sartre stammt das sehr empathische Statement über

* KAPITEL 5 * HUMANISTISCHE UND EXISTENZIALISTISCHE WEGE

menschliche Freiheit und individuelle Verantwortung: "Ich bin, was ich mir ausgewählt habe zu sein". Diesen Satz führt er wieder und wieder in verschiedensten Variationen an. Höchst brillant analysiert er die Irrtümer in Freuds Denkgebäude, wie er sie sah. Insbesondere kritisiert er das Konzept des Unbewußten, dessen Existenz er leugnet. Sartre steht dabei zu seiner Selbst-Täuschung: "Ich weiß, daß ich mich selbst betrüge". Der von Freud so benannte "Zensor", der an der Schwelle zum Unbewußten stehe, müsse vielmehr ebenso dem Bewußten zugerechnet werden, da er ja wissen müsse, was er zu unterdrücken und was zu-zulassen habe.

Die humanistischen PsychologInnen haben sich in ihrer Kritik am psychoanalytischen Denken gern der Argumente Sartres bedient. Auf der anderen Seite werden einige seiner Gedanken als Argumentation gegen Aspekte des behavioristischen Modells benutzt, vor allem gegen das Modell Skinners. Folgt man Sartres Gedankengang, nach dem Essenz zur Voraussetzung der Existenz bedarf, so ist es ein philosophischer Irrglaube, wenn man Menschen mit "Qualitäten", Essenzen oder dergleichen Attributen belegt. Man sagt nicht: "Sein Handeln war falsch, aber er ist (innen drin) irgendwie ein prima Kerl". Nach Sartre sind es die Handlungsweisen, die das Leben eines Menschen konstituieren. Gut ist, wer Gutes tut bzw. umgekehrt. Existenz geht der Essenz voran. Dies ist im Grunde dasselbe, als wenn man feststellt "Alles, was ist, ist Verhalten", womit Sartre in diesem Punkt allerdings der Lerntheorie nahekommt. Es gibt kein "Innen", das die eigenen Taten entschuldigt. In der Konsequenz heißt das: Ändere dein Verhalten und du wirst auch deine "Essenz" oder deine "persönlichen Qualitäten" ändern.

Die Beziehungstherapien

Innerhalb der humanistischen Psychologie finden sich mehrere "Schulen" wie etwa die "Gestalttherapie", die "non-direktive Therapie", die "Logotherapie" Victor Frankls, Binswangers "Daseinsanalyse" u.a.m. Nicht alle von ihnen stehen in Verbindung mit dem musiktherapeutischen Betätigungsfeld, so daß wir an dieser Stelle auch nicht weiter auf sie einzugehen brauchen. Eine "Schule" scheint uns allerdings bedeutsam zu sein, vor allem wegen ihrer Beziehung zur Arbeit der beiden Musiktherapeuten Paul Nordoff und Clive Robbins. Diese Beziehung ist zwar nicht explizit genannt, aber wir nehmen uns die Freiheit, eine solche Verbindungslinie zu ziehen. Es mag sein, daß sich dieser Zusammenhang als nicht in allen Punkten schlüssig erweist. Dennoch ist nicht einzusehen, warum die Methode der "klinischen Improvisation" von Nordoff und Robbins nicht enger in den Rahmen der Beziehungstherapie aufgenommen oder in einem solchen Setting verwendet werden sollte.

Als weiterer Grund für eine solche Verbindung soll auf die mögliche Beziehung der Arbeit von Nordoff und Robbins zur Kinderpsychiatrie hingewiesen werden. Deren besondere musiktherapeutischen Arbeitstechniken scheinen als "Beziehungstherapie" gut geeignet in diesem Praxisfeld. Im Folgenden werden zunächst die Arbeiten von Axline (1969, 1971) und Moustakas (1970) als Vertreter der Beziehungstherapien skizziert.

Beziehungstherapie ist nach Moustakas eine einzigartige Wachstumserfahrung - geschaffen durch eine Person, die Hilfe sucht und Hilfe braucht sowie eine andere Person, die diese Hilfe gewährt.

"In everyday life we observe what happens naturally to people as they grow and live together. The intensified consciously structured growth experience which is therapy can be understood by the same principle and seen as not essentially different from any other life experience in which two people participate in a genuine and fundamental way." (Moustakas, ebd., S. 1)

Moustakas führt weiter aus, daß das Wort Therapie aus dem Griechischen kommt. Das Substantiv bedeutet "Diener", das Verb "warten, bedienen". Er konstatiert:

"The therapist waits for the child to come to terms with himself, to express his difficulties, and to find new ways of relating and living. He waits for the child to be willing to face himself and to develop in accordance with his own individual nature. Waiting is a positive force, a commitment of faith actively expressed by the therapist... In relationship therapy there is a respect for the unique nature of the child. He is never considered or talked about as an "it", as an object for study, but always regarded as a person with individual integrity. The therapist does not view the child in abstractions, or from external judgements. He relates with the child in alive, growth experiences. It is this heightened and deepened experience in living which constitutes the heart of therapy." (ebd., S. 2)

Die Wurzel für die Schwierigkeiten von Kindern sieht Moustakas in zwei Faktoren: Unterwerfung des Selbst und Verleugnung des Selbst. Irgendwo auf seinem Weg zu Wachstum und Entwicklung habe das Kind die Grundelemente seines Seins aufgegeben. Ein ebensolches Schicksal erfuhren die einzigartigen Wesenszüge, die es von jeder anderen Person unterscheidet. Da das Kind in bedeutenden personalen Beziehungen Zurückweisung erfahren mußte, wurde das Selbst in seinem Wachstum erheblich beeinträchtigt. Schließlich blieb ihm nichts anderes übrig, als sich selbst auch zu verachten. Damit sind ihm vitale Lebensresourcen beschnitten, die es zu einer bestmöglichen Entwicklung seiner ganz besonderen Begabungen befähigen würden. In jedem Aspekt einer Beziehungstherapie geht es also darum, das Kind zur Selbstwahrnehmung zu ermutigen, dazu, Entscheidungen zu treffen und wieder in Berührung zu kommen mit seinen wahren Gefühlen. Die Freiheit zu sprechen und sich auszudrücken, zu entscheiden, die konstante Selbstwahrnehmung sowie der mit diesen Erfahrungen verknüpfte Prozeß befähigen das Kind dazu, sein Selbstwertgefühl zu entdecken oder zurückzugewinnen und die eigenen Kräfte als einzigartige, individuelle zu erhalten.

Die Musiktherapie von Paul Nordoff und Clive Robbins

Durch die gesamte Arbeit von Nordoff und Robbins ziehen sich viele Beispiele, in denen deutlich wird, daß sie den musiktherapeutischen Prozeß als Wachstumsprozeß begreifen. In der Zusammenfassung ihres Buches *Music Therapy in Special Education* schreiben sie:

> "When you begin a music therapy program, be aware from the first session onward that you are working in time and with time. Plan to hold regular music therapy sessions throughout the month to come and anticipate them as 'spaces' to be filled with the richness of work and with development in the children. Carry the sessions through consistently, repeating and developing the musical activities and working resourcefully with the children's responsiveness. You will then be initiating and maintaining processes of therapeutic growth." (1971 a, S. 237)

Ihre besonderen musiktherapeutischen Arbeitstechniken sind wohl der bedeutendste Beitrag von Nordoff und Robbins für eine Entwicklung und Verbreitung dieser Therapieform. Ihre Art der Improvisation als therapeutische Methode transzendiert auf vielerlei Weise jegliches Theoriesystem. Ihr Schwerpunkt ist es, neue musikalische Methoden zu entwickeln, die für einen therapeutischen Prozeß nützlich sein können. Ihre Arbeit ist ein Stück Erforschung der beträchtlichen Möglichkeiten, die Musik als Medium in der Therapie bieten kann.

Nordoff und Robbins schaffen eine musikalische Situation, in der das Kind aktiv beteiligt ist. Z.B. spielt es Trommel oder Cymbel, während Nordoff am Klavier improvisiert. Mit Hilfe seiner musikalischen Fähigkeiten, seiner Offenheit und Aufmerksamkeit gegenüber den spontanen musikalischen Responses des Kindes, gelingt es ihm, das Kind in eine musikalische Situation zu versetzen, die es vermutlich niemals vergessen wird. Auch Robbins ist als Co-Therapeut aktiver Teilnehmer in diesem Geschehen. Seine Aufgabe ist es, dem Kind bei der Handhabung des Instruments zu helfen, es bei diesem neuen und häufig auch dramatischen Erlebnis zu unterstützen.

Musik hat in der Nordoff/Robbins-Methode allererste Priorität:

"Music is a language, and for children it can be a stimulating language, a consoling language. It can encourage, hearten, delight, and speak to the inmost part of the child. Music can ask stimulating questions and give satisfying answers. It can activate and then support the activity it has evoked. The right music, perceptively used, can lift the handicapped child out of the confines of his pathology and place him on a plane of experience and response, where he is considerably free of intellectual or emotionally dysfunction." (ebd., S. 238)

Die Nordoff/Robbins - Musiktherapie fokussiert auf den Bereich in jedem Kind, der frei ist von Einengungen und Fehlfunktionen, und der sich im musikalischen Ausdruck, in musikalischem Gedächtnis und Spielfreude offenbart. Nordoff und Robbins sprechen vom "Music Child" (Nordoff und Robbins 1977, S. 1 ff.), das auch den Schwerstbehinderten eine Kommunikation via Musik ermöglicht. Der methodische Weg führt über ein differenziertes System "klinischer Improvisationstechniken" (ebd. S. 209 ff.) mit deren Hilfe Diagnose, improvisatorische Handlung und Evaluation des jeweiligen Therapiefortschritts zugleich möglich ist.

Musiktherapie und Erfahrung in der Organisation des Selbst

Die Erfahrung des Selbst in seinen verschiedenen Aspekten wurde von Sears ausführlich behandelt. In Bezug auf die Prozesse in der Musiktherapie schreibt er:

"Experience in self-organization concerns inner responses that may only be inferred from behavior, and has to do with a person's attitude, interests, values, and appreciations, with his meaning to himself." (Sears in: Gaston 1968, S.39)

Sears vertritt die Auffassung, daß die wissenschaftliche Erklärung für musiktherapeutische Verfahren in folgenden Thesen begründet ist:
1. Musik ermöglicht Selbst-Ausdruck.
2. Musik unterstützt kompensatorische Bemühungen bei Behinderten.
3. Musik schafft Gelegenheiten für sozial akzeptierte Belohnung oder Versagung.
4. Musik steigert das Selbstwertgefühl.

* KAPITEL 5 * HUMANISTISCHE UND EXISTENZIALISTISCHE WEGE

Das Konzept des Selbst oder des Ich ist nicht leicht zu verstehen. Es ist häufig Gegenstand theoretischer Diskussionen. Wir haben das Selbst nach dem Verständnis existenzialistischen Denkens definiert als die Fähigkeit des Einzelnen, eigene Gedanken, Gefühle, Erinnerungen etc. im Unterschied zu anderen Menschen wahrzunehmen. Es gibt daneben auch andere Wege der Beschreibung dieses Phänomens. Es soll hier die Arbeit des Ich-Psychologen Heinz Hartmann besonders herausgestellt werden.

Hartmann erweiterte Freuds ursprüngliches Ich-Konzept. Er glaubte nicht, daß das Ich, wie Freud annahm, hervorgehe aus dem Konflikt zwischen Es, Über-Ich und Realität - mit lediglich vermittelnder Funktion. Hartmann erkannte vielmehr einen "konfliktfreien Anteil" im Menschen. Seiner Auffassung nach gibt es im Individuum einen Bereich, der zu seiner natürlichen Ausstattung gehört. Seine Existenz ist unabhängig von dem klassischen Freudschen Denkgebäude. Hierzu zählen die angeborenen Fähigkeiten zu gehen und zu sprechen sowie die menschliche Begabung, Probleme zu lösen. So werden bestimmte instrumentelle Fertigkeiten innerhalb dieser konfliktfreien Ich-Sphäre ausgeführt.

Man könnte noch einen Schritt weiter gehen und folgende Forderung erheben: Um ein stimmiges Ich zu entwickeln bzw. ein stimmiges Konzept des Selbst zu entwickeln, ist es unerläßlich, ein differenziertes und flexibles Verhaltensrepertoire auszubilden. Das Selbst wird nun nicht durch eine Art feststehendes Potential gebildet, sondern es nimmt Veränderungen der Umgebung auf, entwickelt sich in Handlungen, die das Individuum selbst initiiert.

Auf der gleichen Denkebene liegt es, wenn festgestellt wird, daß musikalische Aktivitäten des Individuums im engen Zusammenhang stehen mit seinem Selbst-Bild. Diese Idee stammt von Michel und Martin. In einer experimentellen Untersuchung überprüfen sie die Hypothese, ob z. B. das Spiel auf der Rhythmus-Gitarre (Popmusik) das Selbstwertgefühl und den Studienerfolg benachteiligter schwarzer Highschool-Studenten zu verbessern vermögen. Sie fassen ihre positiven Ergebnisse in folgender Aussage zusammen:

"The development of musical skill may be an aid in increasing the self-esteem of disadvantaged problem students, and consequently may generalize to increased self-confidence in other tasks. Also it seems evident that the teaching of attending behavior through music activities, and with music as both a continuous reward (inherent in the activity) and as a consequence (or reward) may transfer to other classroom situations and tasks requiring attending behavior." (Michel und Martin 1970, S. 124-128)

META-MUSIKTHERAPIE

Musik und "Peak-Experience"

In seinen Forschungen über sogenannte gesunde, sich selbst verwirklichende Menschen begegnete Abraham Maslow (1970) dem Faktum, daß jeder von besonderen Phasen oder Augenblicken der Unbeschwertheit und Erfüllung in seinem Leben zu berichten wußte. Maslow spricht von "peak-experience" (Grenzerfahrung), herausragenden, unvergeßlichen Erlebnissen, die durch folgende Charakteristika gekennzeichnet sind:

- vorübergehende Dauer
- frei von Kampf und Streben
- frei von Ich-Bezogenheit
- nicht zweckgebundene Selbst-Bestätigung
- End-Erfahrung als Zustand der Vollkommenheit
- Erreichen eines (nicht unbedingt beabsichtigten) Zieles

Das Konzept der "peak-experience" erwies sich für therapeutische Zusammenhänge als überaus nützlich. Bonny und Pahnke (1972) publizierten eine Untersuchung, in der Musik in Verbindung mit LSD und anderen psychedelischen Drogen in einer spezifischen Therapiemethode zur Anwendung kam. Diese lief unter der Bezeichnung "psychedelic peak psychotherapy". "Psychedelic Peak" wird jenen transzendentalen oder "kosmischen" Erlebnissen zugeordnet, die während einer Therapiesitzung auftreten können. Für dieses spezifische Setting wird folgende Begründung geliefert: KlientInnen, die von Alkohol oder Narkotika abhängig sind, und solche Menschen, die durch baldigen Krebstod in extreme psychische Not geraten sind, können durch diese Methode stark angesprochen werden. Sie kann vielleicht sogar ihrem Leben eine ganz neue Richtung geben.

Die Bedeutung dieser Studie liegt in der hervorragenden Rolle von Musik bei der Ergänzung psychotherapeutischer Zielvorgaben. In einer früheren Erhebung von Gaston und Eagle (1970) zur Funktion von Musik in der LSD-Therapie ist die Rede davon, daß das Vorhandensein von Musik ihrem Nicht-Vorhandensein eindeutig vorzuziehen sei. Dies wurde sowohl durch PatientInnenbefragung als auch durch die Behandlungsergebnisse bestätigt. Bonny und Pahnke gehen noch weiter. Sie sprechen von fünf zueinander in Wechselbeziehung stehenden Möglichkeiten einer Ergänzung des therapeutischen Vorgehens durch Musik:

* KAPITEL 5 * HUMANISTISCHE UND EXISTENZIALISTISCHE WEGE

1) Musik kann KlientInnen helfen, ein Zuviel an Kontrollen aufzugeben und mehr in Kontakt zu treten zu ihrer inneren Erlebniswelt.
2) Musik kann emotionale Spannungen lösen helfen.
3) Musik kann die Entstehung einer "peak-experience" begünstigen.
4) Musik sorgt für Kontinuität innerhalb der Erfahrungsphäre von Zeitlosigkeit.
5) Musik lenkt und strukturiert die Erlebniswelt.

Neue Entwicklungen

Helen Bonny bemühte sich, ihre rezeptive Methode auch ohne Drogen als Teil des Settings weiterzuentwickeln. Aus ihrer Forschung und Praxis entwickelte sich eine neue Musiktherapie-Technik mit der Bezeichnung "Music and Guided Imagery" (GIM).

Am Beginn einer Sitzung steht eine Entspannungsphase wie z.B. Autogenes Training oder das Verfahren der progressiven Entspannung nach Jacobsen. Danach wird eine Musik gehört, wobei der Klient aufgefordert ist zu einer "Phantasiereise". Alle Assoziationen sollen zugelassen werden. Die GIM-TherapeutInnen sind speziell darauf trainiert, die KlientInnen während der Phantasiereise zu führen ("guides") oder besser zu begleiten. Sie übernehmen gleichfalls die Verantwortung für jegliche aufkommenden verbalen Äußerungen bei ihnen. Einen ausgezeichneten Überblick und eine Einführung in die Methode gibt Lisa Summer (vgl. Summer 1988).

Die Methode GIM trägt in ihren Aussagen zur Methode und zum theoretischen Hintergrund eindeutig Züge humanistischer Psychologie. Zunächst beruht sie auf einer besonderen Vorstellung von Bewußtsein (vgl. Figur 1). Bewußtsein erlaubt ein gewaltiges Spektrum von Erlebnissen, die sich von den alltäglichen Erlebnissen deutlich abheben. In Verbindung mit Entspannungstechniken ermöglicht es uns die Musik, uns in einen anderen Bewußtseinszustand zu versetzen.

In Übereinstimmung mit der humanistischen Theorie und deren Hauptschwerpunkt auf dem geistig-seelischen Wert menschlicher Wachstums- und Veränderungsprozesse betont die Theorie der GIM-Methode die Rolle von Imagination. Die Kraft der inneren Vorstellungswelt vermag Selbstwahrnehmung zu transzendieren. "The mere imagining of a situation causes authentic physiological and emotional reactions "as if" it were actually occuring", schreibt Summer und räumt damit der Imagination eine zentrale Rolle in unserer Beziehung zur Welt ein. In einer anderen Passage ihres Buchs sagt sie "...we are what we imagine.." und nimmt damit Bezug auf Sartres berühmten Ausspruch "Ich bin was ich mir ausgewählt habe zu sein".

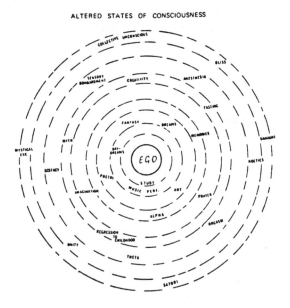

Figur 1 (Nach Bonny 1978)

Die wohl bedeutendste Musiktherapeutin im Bereich der Behandlung von SterbepatientInnen ist Susan Munro (vgl. Munro 1984). Es gibt vermutlich kaum eine andere Gruppe von PatientInnen, bei der die Suche nach dem Sinn und Wert des Lebens mehr im Brennpunkt des Interesses steht. Dies verlangt eine entsprechend professionelle Berücksichtigung solcher geistig-seelischen Bedürfnisse. Susan Munro demonstriert sehr überzeugend, wie man in der Musiktherapie mit SterbepatientInnen Musik als Bereicherung und bedeutsame Aktivität einsetzen kann. Musik und die Beziehung zwischen TherapeutIn und PatientenIn kann diesen in ihrem schwierigsten Lebensabschnitt Halt geben. Der/die MusiktherapeutIn trägt einen Teil der Last, das Tabu des Sterbens scheint überwindbar und der/die Sterbende ist in seinem/ihrem letzten Gang nicht allein.

Gerade in diesem Ansatz und in diesem speziellen Arbeitsfeld zeigt sich der Sinn von Grundprinzipen humanistischer Psychologie. Dort, wo es nicht (mehr) um die Bearbeitung von Konfliktgeschehen, um Veränderungsprozesse - im Sinne von "Verbesserung" - und schon gar nicht um Heilung im physiologischen Sinne geht, ist "Hier-und-Jetzt-Erleben",

* KAPITEL 5 * HUMANISTISCHE UND EXISTENZIALISTISCHE WEGE

"Bewußtheit", "Gefühlsintensität" besonders gefragt. Dieser alternative Umgang mit Sterben, Trauer und Abschied - unterstützt durch die gehörte Musik oder ergänzende Aktivitäten - erfordet die qualifizierte Begleitung durch MusiktherapeutInnen, wie Susan Munro es sorgfältig darlegt.

Qualitative Forschungsmethoden

Die Allianz von Musiktherapie und humanistischer Psychologie hat die Möglichkeiten für qualitative Forschung in diesem Feld erheblich gefördert. Carolyn Kenny kommt in jüngster Zeit das Verdienst zu, phänomenologisches Denken in die Analyse musiktherapeutischer Prozesse eingeführt zu haben (Kenny 1988). Kennys Arbeiten basieren vornehmlich auf der Systemtheorie. Sie verwendet phänomenologische Verfahren insbesondere bei der Analyse freier Improvisationen zwischen ihr und einem Patienten. Ziel ist dabei eine Art Diagnose musikalischer Improvisationsweisen. Nach sorgfältiger Untersuchung ihrer Erfahrungen mit Improvisation - dokumentiert anhand von Tonbandmitschnitten - entwickelt sie eine vollständig neue Methode der Beschreibung improvisatorischer Prozesse.

Kenny stellt fest, daß der musikalische Dialog stets eine Wechselbeziehung zwischen zwei Partnern, zwei "complete whole persons" beinhalte. Mit Hilfe eines Konzepts von Ästhetik schafft Kenny einen wissenschaftlichen Rahmen für musikalische Improvisationen:

> "The aesthetic is an environment in which the conditions include the individual´s human tendencies, values, attitudes, life experiences and all factors which unite to create the whole and concrete form of beauty, the aesthetic, which is the person." (ebd. S. 173)

Mit dieser Anwendung ästhetischer Kategorien auf musiktherapeutische Situationen unterstreicht Kenny die höchst komplexe und nicht-reduzierbare Natur menschlicher Bezüge. Auf improvisatorische Prozesse übertragen, bedeutet ein solch ganzheitlicher Ansatz, daß dem/der MusiktherapeutIn gewissermaßen eine formgebende Aufgabe zukommt. Er/Sie eröffnet den KlientInnen das Feld musikalischer Improvisation oder das "Spielfeld" ("The Field of Play"), wie Kenny es nennt.

KlientInnen, die einmal den Schritt in ein gemeinsames musikalisches "sharing" getan haben, sind umgeben von einem "Musikalischen Raum" ("Musical Space"). Dies is nach Kenny "a sacred space, a safe space, which becomes identified as a home base, a territory which is well known and secure" (ebd., S. 174). Der "Musikalische Raum" wird weiter charakterisiert als "a space for experimentation, modeling, imitation in sound forms which express, represent and communicate significant feelings, thoughts, attitudes, values, behavioral orientations, issues of growth and change" (ebd.). Erst dann, wenn der "Musikalische Raum" genügend Schutz für den/die KlientIn bietet, läßt sich auch von einem "Spielfeld" sprechen, das gekennzeichnet ist durch die Qualitäten Überraschung, Spielfreude, Spielfluß und Vertrautheit.

Musiktherapeutische Improvisationen zeichnen sich ferner aus durch ihre Eigenschaft als "Ritual" im Sinne wiederholbarer Formen und Figuren. Kenny spricht von "an arena of repeatable forms and gestures, the constants, which provide a ground base for innovation" (ebd., S. 175). Aus dem musikalischen Spiel und seinen wiederholbaren Formen heraus erlangen die TeilnehmerInnen einen besonderen Grad an "Bewußtheit", "a state of deep concentration and focused attention, yet deep relaxation (which) allows a receptivity to new experience, new forms, new sound perception in the movement toward wholeness" (ebd.). Der ganze improvisatorische Prozeß kann als "kreativer Prozeß" angesehen werden, als "an interplay of forms, gestures and relationships, which as a whole constitute the context for a movement toward wholeness" (ebd., S. 176). Abschließend erläutert Kenny ihr Konzept von "Kraft" ("Power") als "that cumulative energy which draws one into new possibilities on the arena of change" (ebd.). Sie definiert: "Power is experienced through a dialogue between inner motivation, strength and movement and significant external resources in the existent field." (ebd.)

Die Arbeit Kennys bedeutet für praktizierende MusiktherapeutInnen einen unschätzbaren Wert. An welchem theoretischen Denkmodell man sich auch immer ausrichten mag, stets gibt es die dauernde Aufgabe sorgfältiger Beobachtung und Einstellung gegenüber der jeweils einzuschlagenden Richtung. Der humanistischen Tradition verpflichtete MusiktherapeutInnen vertreten häufig die Auffassung, daß objektivierende Beobachtungsverfahren und ganzheitliches Menschenbild einander ausschließen. Kenny hat hier einen Weg - und eine Sprache - gefunden, die Beobachtung und Teilhabe am Improvisationsprozeß zugleich erlaubt, ohne daß PatientInnen auf Teilaspekte beobachtbaren Verhaltens reduziert werden. So vermag der/die MusiktherapeutIn seinen Fokus auf speziell bedeutsame Aspekte und Ziele musikalischer oder persönlich geprägter Ausdrucksweisen richten, während gleichzeitig die dem kreativen Prozeß innewohnenden therapeutischen Qualitäten erhalten bleiben.

In einem Beitrag über Musik als Kommunikation schlägt Ruud für die Beschreibung musikalischer Aspekte von musiktherapeutischen Improvi-

* KAPITEL 5 * HUMANISTISCHE UND EXISTENZIALISTISCHE WEGE

sationen ein 4-Stufen-Modell vor (vgl. Ruud 1987, 1990, 1990b, 1990d). Ausgangspunkt ist dabei die phänomenologische Beschreibung von Musik nach Ferrara (1984). So können Improvisationen in der Musiktherapie von einem strukturellen, einem semantischen und einem pragmatischen Blickwinkel aus untersucht werden. Zunächst wird eine Improvisation "offen", d.h. möglichst ohne vorgefaßte Erwartungen und Meinungen, angehört. Dabei ist nicht intendiert, zu einer möglichst deckungsgleichen Auffassung von der Improvisation "als solcher" zu gelangen. Vielmehr geht es darum, die Vielfalt der in der Improvisation als Potential enthaltenen Ausdrucksmöglichkeiten gerade zu Beginn des Hörvorgangs offenzuhalten. Im nächsten Schritt sind die strukturellen Aspekte der Improvisation zu identifizieren, die musikalischen Codes also: Tempo, Modalität, Rhythmus u.a. Diese Beschreibung soll die nächsten beiden Schritte "Bedeutung" und "Ausdruck" vorbereiten, die mehr Raum für Spekulation lassen.

Die Beschreibung von musikalischen Codes erscheint als gute Möglichkeit zur Erlangung von Intersubjektivität. Zugleich ist dies eine notwendige Basis, wenn die Beschreibung von Musik wissenschaftlich glaubwürdig sein soll. Im deutschen Sprachgebrauch wird in diesem Kontext auch das Kriterium "Nachvollziehbarkeit" verwendet - ein unerläßliches Element eines wissenschaftlichen Konzepts. Mit Hilfe dieses Vorgehens läßt sich abschätzen, ob die eigene Sicht von Realität derjenigen des Musiktherapie-Kollegen entspricht oder nicht. Auf der Ebene des skizzierten zweiten Schrittes einer Improvisations-Beschreibung (Beschreibung einiger musikalischer Elemente) lassen sich dann signifikante Veränderungsprozesse im Verhalten des/der KlientIn benennen. Dies kann als "therapeutischer Prozeß" definiert werden.

Im dritten Schritt des Hörvorgangs ist nun herauszufinden, was die Musik ausdrückt, welches die "Bedeutung" der Improvisation ist. Auf dieser semantischen Ebene verdichten sich die Erkenntnisse über den/die PatientIn. Beides ist im musikalischen Ausdruck enthalten und wird unter der Rubrik "Bedeutung" als Gleichzeitiges betrachtet. Naturgemäß birgt dieser Teil der Beschreibung die Gefahr von Über-Interpretation. Daher ist hinsichtlich seines wissenschaftlichen Wertes hochbedeutsam, daß der Beschreibungsprozeß auf dem Weg zu Aussagen über die "Bedeutung" folgende Aspekte berücksichtigt: den musikkulturellen Hintergrund des Klienten, dessen gegenwärtige psychische Verfassung sowie die therapeutischen oder interpretativen Konzepte des Musiktherapeuten, d.h. seine Zuneigung gegenüber einem bestimmten therapeutischen System.

Nach der Diskussion der semantischen Aspekte der Improvisation sind im vierten und letzten Schritt Aussagen zu treffen über den besonderen musikalischen "Ausdruck" in Beziehung zur therapeutischen Entwicklung des/der KlientIn. Dieser pragmatische Zugang soll im Sinne einer nichtdogmatischen Stellungnahme realisiert werden, etwa so, wie wenn man verdeutlichen möchte: Theoretische Konstrukte der Beobachtung oder Beschreibung von Musik und Verhalten dienen als methodologische Konzepte dem Verstehen von Verhalten, Erleben und Veränderungsprozessen des/der KlientIn. Diese Variablen sind ja, wie wir feststellen konnten, keine von der Theorie des Beobachters unabhängigen "Realitäten".

Natürlich sind qualitative Methoden nicht unbedingt ein Spezifikum humanistischer Theorie. Hermeneutische Ansätze wie die Methode der Falldarstellung, das Intensiv-Interview etc. - all dies sind Verfahren, die wir ebenso aus der psychoanalytischen Forschung kennen. An dieser Stelle sei nur die Arbeit von Rosemarie Tüpker (vgl. Tüpker 1988) erwähnt, die eine vorzügliche Abhandlung gibt über die Bedeutung und Anwendung qualitativer Methoden. Vor dem Hintergrund der "Morphologischen Psychologie" Wilhelm Salbers (1960, 1965, 1977) entwickelt sie ein dem Gegenstand "Musiktherapeutische Improvisation" adäquates Wissenschaftsmodell, das "musikalische Prozesse als seelische Prozesse" (Tüpker a.a.O., S. 15) zu erfassen sucht. Das Mitbeteiligt-Sein des Musiktherapeuten und seine subjektive Wahrnehmung werden bewußt in den Mittelpunkt des Erkenntnisinteresses gestellt. Bereits 1981 formuliert Tüpker zusammen mit Weymann:

"Wenn der Therapeut und Beobachter sein Handeln und die Bedeutung seines Beteiligt-Seins bei der Entstellung des Prozesses, den er untersucht, versteht und die Schritte seines Tuns aufeinander und auf den gesamten Prozeß beziehen kann, führt dies zu einer Vereinheitlichung des Erfassungsprozesses." (Tüpker und Weymann 1981, S. 44)

Die "qualitative Methodik" Tüpkers findet ihre Anwendung in einem beschreibenden Verfahren, "das schrittweise und methodisch vom Phänomen ausgehend zu einer Logifizierung führt." (Tüpker 1988, S. 63) Die "Forschungsgruppe zur Morphologie der Musiktherapie" (FMM), deren Mitglied sie neben Frank Grootaers, Tilman Weber und Eckhard Weymann ist, entwickelt entlang der Grundzüge morphologischer Psychologie eine Methode, die in vier Schritten (Ganzheit, Binnenregulierung, Transformation, Rekonstruktion) die "Formenbildungen" einer freien Improvisation zwischen MusiktherapeutIn und PatientIn in Beziehung setzt zur

KAPITEL 5 * HUMANISTISCHE UND EXISTENZIALISTISCHE WEGE

"seelischen Konstruktion" des Patienen und damit ein Verstehen des individuellen Behandlungsauftrags und dessen Einlösung innerhalb des Improvisationsgeschehens ermöglicht (vgl. ebd., S. 63 - 80). In dem Ansatz "Morphologische Musiktherapie" ist damit - ähnlich wie bei Kenny und Ruud - das konsequente Bemühen festzustellen, die Elemente Patient/Musiktherapeut-Beziehung, musikalisch-improvisatorisches Geschehen und musiktherapeutische Situation als Ganzheit zu begreifen und deren theoretische Erklärung aus dieser Ganzheit heraus zu suchen:

"Solange die theoretischen Erklärungsmodelle der Musiktherapie nicht aus ihr selbst entwickelt sind, bleibt bei der Darstellung nach außen immer das schale Gefühl, die wirklichen (wirksamen) Erfahrungen und Erlebnisbereiche in der Musiktherapie seien 'den anderen' nicht vermittelbar. Diese 'Kluft' könnte m. E. durch eine Theorie verringert werden, die diese Wirksamkeit aus der Wechselbeziehung zwischen seelischer Gestaltung und künstlerischer Verarbeitung begreift und darstellt." (ebd., S. 227)

Einschätzung der humanistisch-existenzialistischen Methode

Man könnte den humanistischen Ansatz in der Psychologie wegen seines Mangels an experimentellen, kontrollierten Untersuchungen angreifen. Dabei ist jedoch daran zu erinnern, daß die humanistischen PsychologInnen nie von sich behauptet haben, Wissenschaft im positivistischen Sinne zu betreiben. Im Gegenteil. Sie schickten sich an, neue Methoden zur Erforschung der Komplexität menschlichen Verhaltens zu entwickeln, Methoden, die nach ihrer Auffassung für den Untersuchungsgegenstand Mensch angemessener zu sein schienen. Das positivistische Ideal von Wissenschaft, so stellen sie fest, kann niemals zu einem umfassenden oder gar vollständigen Verständnis des Menschen führen. Diese wissenschaftliche Methode könne wohl der Beobachtung und Erklärung von Naturereignissen dienen, nicht aber der Erforschung geistig-seelischer Vorgänge bei lebendigen Menschen.

Nicht nur das Forschungsfeld unterscheidet sich von dem der Naturwissenschaft, sondern auch die Beziehung des Wissenschaftlers zu diesem. Der Naturwissenschaftler erscheint getrennt von seinem Untersuchungsgegenstand, er steht diesem so objektiv wie möglich gegenüber, er steht "außerhalb". Der Psychiater David Cooper stellt fest:

"Experimental natural science is grounded in careful observation. Each investigation must proceed from observed facts. In physical and biological science the observed facts are usually inert fact; that is to say they are grasped from the exterior by an observer who is not disturbed by them and does not disturb them by his process of observation.

Even in microphysics where the uncertainty principle tells us that the observational procedures disturb the field of the observed, there are mathematical techniques which maintain the observer in some sort of relation of exteriority to the observed and indeed to his observing techniques themselves. In a science of personal interaction, on the other hand, mutual disturbance of the observer and the observed is not only inevitable in every case but it is mutual disturbance which gives rise to the primary facts on which theory is based, and not the disturbed or disturbing entities" (Cooper, 1970, S. 14).

Diese Situation führte dazu, daß sich zahlreiche PsychologInnen und Psychiater um neue Untersuchungswege bemühten. Sie widerlegten das alte positivistische Ideal, und forderten eine Erweiterung des Konzepts von Wissenschaft. In diesem Zusammenhang erscheint übrigens erwähnenswert, daß das englische Wort für Wissenschaft, "science", seinen ethymologischen Ursprung hat in "search, research" (=suchen, nachforschen).

Kritik am humanistisch-existenzialistischen Ansatz

Wir haben behauptet, daß die humanistische Psychologie in vielerlei Hinsicht eine Reaktion auf technologische Strömungen im psychologischen Feld war. PsychologInnen, die sich dieser Gegenbewegung anschlossen, kamen zu der Auffassung, daß ihre Methoden nicht ohne eine philosophische Grundlegung verantwortet werden könne. So war es nur natürlich, daß man sich den europäischen "Existenzialisten" zuwandte, namentlich Heidegger und Sartre. Es erscheint jedoch zweifelhaft, ob der "Existenzialismus", wie er unter amerikanischen PsychologInnen zu finden ist, sehr viele Gemeinsamkeiten aufweist mit den genannten Philosophen - mit Ausnahme einiger Formulierungen und Konzepte vielleicht. Vielfach führt der Existenzialismus, wie er in der humanistischen Psychologie zu finden ist, zu idealistischen Begriffen, bei denen "Selbst-Verwirklichung" oder "Selbst-Aktualisierung" im Zusammenhang steht mit Begriffen wie "innere Potentiale" oder "innere Natur". "Die Existenz" wird dann häufig identisch gebraucht wie der Begriff von der "Persönlichkeitsstruktur" des Individuums (Johanson und Johanson 1971).

Ein weiterer Kritikpunkt an der humanistischen Psychologie ist ihre politische Abstinenz. Ihre Vertreter verlassen niemals das Terrain der bestehenden sozialen Bedingungen. Als Maslow seine Theorie der "Selbst-Aktualisierung" schuf, postulierte er nicht wie Sartre, daß Selbstverwirklichung eine unbegrenzte dialektische Bewegung enthalte, bei der das

Individuum imstande sei, seine materiellen Bedingungen durch eigene Aktivitäten zu überwinden. Als Beispiele für sich selbst verwirklichende Menschen nennt Maslow vielmehr "Mrs. Eleanor Roosewelt, and probably, Truman and Eisenhower" (ebd. S. 27) und bestätigt damit affirmativ das kapitalistische Weltbild einer potentiellen Entwicklung "vom Tellerwäscher zum Millionär".

Ausbildung von MusiktherapeutInnen

Wie wir am Beispiel lerntheoretisch orientierter MusiktherapeutInnen gesehen haben, werden die spezifischen musiktherapeutischen Verfahren und Prozeduren durch den jeweiligen theoretischen Hintergrund mitbestimmt. Paul Nordoff und Clive Robbins fordern mit ihrer Methode der "klinischen Improvisation" die MusiktherapeutInnen dazu auf, sich mehr an humanistische oder dynamische Traditionen zu halten, wie wir sie von der ernstzunehmenden Musikerziehung her kennen. Die geschickte Beherrschung des Hauptinstruments sowie der freie Gebrauch der Stimme sind dabei unerläßlich für den persönlichen musikalischen Kontakt zwischen TherapeutIn und PatientIn als der Basis dieser therapeutischen Techniken. Eine Anlehnung der Musiktherapie an die humanistische Psychologie ist also an eine qualifizierte musikalische Ausbildung der TherapeutInnen geknüpft.

Die Grundhaltung des Nordoff/Robbins-Therapeuten, nach dem alles, was das Kind spielt, auf der Trommel schlägt oder an Lautäußerungen von sich gibt, musikalisch beantwortet und weiterentwickelt werden soll, erfordert eine breite und vielseitige musikalische Ausbildung des Musiktherapeuten. Es ist notwendig, daß

"... der Therapeut über eine Vielfalt von Stilformen der Musik (romantische, dramatische, lyrische, tänzerische, symphonische) verfügt und die therapeutischen Potentiale der emotional-tonal-rhythmischen Qualitäten der balinesischen, slawischen, latein-amerikanischen, schottischen, arabischen, orientalischen u.a. Arten der Volksmusik kennt und sie dem Kind gemäß einzusetzen vermag. Der Therapeut muß also in all diesen Stilformen improvisieren können, wenn die Therapie ihre größte Reichweite erlangen soll." (Reißenberger 1975, S. 42)

Diese umfassende Kenntnis musikalischer Ausdrucksmöglichkeiten dient nicht allein der musikalischen Kommunikation, sondern ist auch eine wesentliche Voraussetzung bei der differenzierten Analyse der Reaktionen mithilfe von Tonbandaufzeichnungen. Das musikalische "Wissen" muß dann ergänzt werden durch medizinisches Wissen um Möglichkeiten und Grenzen der behinderten Kinder (Diagnose). Für die Gruppenarbeit tritt eine weitere Qualifikation hinzu: Paul Nordoff hat für die behinderten Kinder in den verschiedenen Praxisfeldern Lieder komponiert, Spielstücke und Märchenspiele entworfen und musikalisch arrangiert. Dabei ging es niemals nur um eine Einstudierung fertiger Kompositionen und Arrangements in der jeweiligen Zielgruppe, sondern um die individuelle Übertragung auf den konkreten Praxiszusammenhang entsprechend den Fähigkeiten und Schwierigkeiten einzelner Kinder. Von der Konzeption her ist dies im übrigen ein originär humanistisches Anliegen: die Individualität des einzelnen Kindes anzunehmen und im musiktherapeutischen Gruppenarrangement "mitzukomponieren".

Neben die Fähigkeiten von Improvisation und Komposition tritt "die Gabe des Beobachtens und Sich-Einfühlens..., um ... nach Gesichtsausdruck, Blick, Haltung, Zustand und Verhalten des Kindes jederzeit seinen Improvisationsstil bzw. die Rollen und Aufgaben in der Gruppe verändern zu können." (ebd. S. 43)

Zusammenfassung

Die Beziehung zwischen Musiktherapie und dem humanistisch-existenzialistischen Trend in der Psychologie war der Gegenstand dieses Kapitels. Zunächst stellten wir allgemeine Prinzipien der Psychologie der "dritten Kraft" dar. Sodann folgten die grundlegenden Forderungen dieses neuen psychologischen Trends. Zusammenfassend läßt sich sagen, daß humanistische Psychologie gekennzeichnet ist durch folgende Gesichtspunkte:

1) Die Aufmerksamkeit ist zentriert auf die Erfahrungen machende Person und damit auf die Untersuchung menschlichen Seins. Beide theoretischen Erklärungen sowie das offensichtliche Verhalten werden erst in zweiter Linie als Selbst-Erfahrungen gesehen und auf ihre Bedeutung für die Person bezogen.

2) Der Schwerpunkt liegt auf spezifisch menschlichen Qualitäten wie Auswahl, Kreativität, Wert und Selbst-Verwirklichung im Unterschied zu mechanistischen und reduktionistischen Sichtweisen vom Menschen.

3) Forschungsgegenstände und -probleme werden strikt nach dem "Primat der Bedeutungsfülle" ausgewählt. Dies Prinzip steht damit im Gegensatz zu den Kriterien Objektivität und Signifikanz.

4) Ein Hauptinteresse gilt schließlich der Würde, dem Wert und der Entwicklung der Potentiale jedes Menschen.

* KAPITEL 5 * HUMANISTISCHE UND EXISTENZIALISTISCHE WEGE

In dieser Darstellung galt es, eine Bewertung des Einflusses einiger existenzialistischer und phänomenologischer Philosophen vorzunehmen. Hinsichtlich von Sartres Philosophie ist dabei sowohl eine Abgrenzung vom Behaviorismus als auch von der Psychoanalyse festzustellen. Einer kurzen Skizze der "Beziehungstherapien" folgte die Einführung in die Musiktherapie von Nordoff und Robbins. Weitere Beispiele musiktherapeutischer Verfahren wurden gegeben, soweit sie sich entlang der humanistischen Tradition bewegen.

Die existenzialistisch-humanistische Methode präsentiert sich als Alternative zum positivistischen Wissenschaftsideal und wird von seinen Verfechtern für geeigneter gehalten für die Erforschung menschlicher Phänomene. Die Kritik an dieser Methode zeigt aber auch, daß sie sich zuweilen nicht im Einklang befindet mit den ursprünglichen europäischen Theorien, auf die sie sich beruft, indem sie allzusehr einem philosophischen Idealismus nachhängt. Schließlich stellten wir fest, daß für eine qualifizierte Musiktherapie-Ausbildung mit humanistischer Orientierung die Bedeutung musikalischen Trainings nicht hoch genug eingeschätzt werden kann.

* **META-MUSIKTHERAPIE**

KAPITEL SECHS

DAS MUSIKKONZEPT IN DER MUSIKTHERAPIE

KAPITEL SECHS

DAS MUSIKKONZEPT IN DER MUSIKTHERAPIE

Die moderne Musiktherapie nach dem 2. Weltkrieg legte ihren Hauptakzent auf den zweiten Teil des Wortes Musik*therapie*. Dies zeigen die meisten Schriften über Musiktherapie-Theorie und Musiktherapie-Forschung. Im allgemeinen bemühten sich MusiktherapeutInnen um mehr oder weniger schlüssige Begründungen für eine therapeutisch sinnvolle und verantwortbare Anwendung von Musik. Ebenso gingen sie der Frage nach, warum und wie Musik als "therapeutisches Agens" wirkt. Und daß sie so wirken kann, scheint durch Dokumente musiktherapeutischer Praxis hinreichend belegt.

Nach der Ablösung musikästhetischen Gedankenguts durch Natur- und Sozialwissenschaften konnte es nicht länger darum gehen, festzustellen "was Musik ist" bzw. was "das Wesen von Musik in der Musiktherapie" beinhaltet. Wie die empirisch orientierte Musikpsychologie uns stets bedeutet hat, sind für eine grundlegende Antwort auf die Frage nach der "Bedeutung von Musik" umfassende biographische, historische und kulturelle Zusammenhänge zwischen Musik und MusikerIn bzw. MusikrezipientIn in Betracht zu ziehen. Diese Zusammenhänge sind dann so zu rekonstruieren, daß wir am Ende eine Fülle von Voraussetzungen und Bedingungen vorfinden, die sich dann zu einem historisch schlüssigen Musikkonzept subsumieren lassen.

In diesem Kapitel wird es um den Musikbegriff gehen, wie er sich uns in den dargestellten Schulen und Methoden bereits implizit oder ausgesprochen offenbart hat. Die Vielfalt der "Musikkonzepte" gilt es an dieser Stelle in einer systematischen Zusammenschau zu präsentieren, ihre Wurzeln zu benennen sowie ihre Folgen für musiktherapeutisches Handeln im dialektischen Verhältnis von Subjekt und umgebender gesellschaftlich-kulturelle Realität.

* KAPITEL 6 * DAS MUSIKKONZEPT IN DER MUSIKTHERAPIE

Das Problem der Repräsentation musikalischer Erfahrungen

Aussagen über das Wesen der Musik zu treffen erscheint nicht möglich, ohne die der Sprache innewohnenden kulturellen Werte nicht wenigstens zum Teil mitzuberücksichtigen. Die Annahme, daß wir nicht die geringste Vorstellung vom Wesen der Realität haben, läßt uns innehalten. Jedwede Feststellung über Realität treffen wir innerhalb unseres Systems von Sprache, und dieses System ist wiederum Teil eines größeren sozialen Systems. Wenn wir also sagen "Musik ist Gefühl" oder "diese Musik ist traurig" oder "Musik ist Klang", so sagen wir nichts über die Realität aus. Was wir tun, ist, unseren Glauben, unsere Weltanschauung oder Meinung in eine Beziehung zu einem kulturellen Thema von zentraler Bedeutung zu bringen. So läßt sich die Musikästhetik - insbesondere hinsichtlich ihrer Beschäftigung mit den verschiedenen musikalischen Kulturen in unserer Gesellschaft - auch als Diskurs über soziale Wertvorstellungen verstehen. Sie unternimmt den Versuch, einige der abstrakten Kategorien zu klären, sie hörbar werden zu lassen, sie konkret zu erfassen und schließlich einer wissenschaftlichen Auseinandersetzung zugänglich zu machen.

Als Analogie sei das "Konzept von Emotionen" erwähnt, das sich nur mit Mühe repräsentieren und verstehen läßt - außer non-verbal. Wie können andere Menschen nachvollziehen, was es heißt, wenn ich traurig bin? Dies ist einigermaßen schwierig. Um sicher zu gehen, daß zwei Menschen von demselben Gefühl sprechen, daß also die Trauer des Anderen von gleicher Qualität oder Natur ist wie meine eigene Trauer, benötigen wir etwas, das auf diese spezifische Gefühlsqualität hinweist. Musik nimmt in diesem Zusammenhang einen zentralen Rang ein. AnthropologInnen sprechen davon, daß die Frage nach dieser universalen Bedeutung von Musik als Gefühlsindikator zu den schwierigsten überhaupt zählt. Eine vergleichbar große Bedeutung kommt Musik hinsichtlich anderer Qualitäten zu: In nonverbalen Kommunikationsformen - intrapsychischen wie interpersonellen - liegen ganze Welten voller geheimer Botschaften und Signale, die wir bislang noch kaum zu entschlüsseln vermögen, und die dennoch gerade in therapeutischen Zusammenhängen hochwirksam sind. Diese können via Musik hörbar, "übersetzbar" und damit dem Bewußtsein eine Spur mehr zugänglich gemacht werden. Durch den Vorgang sprachlicher Repräsentation werden diese Erfahrungen als "Realität ", "Welt" oder wie immer wir es benennen wollen, verstehbar und in ihrem Bedeutungsgehalt greifbar. Jedoch steht diese Bedeutung zugegebenermaßen nicht mehr außerhalb von Sprache. Sie kann nicht mehr als quasi "natürliche Qualität" musikalischer Strukturen begriffen werden.

* META-MUSIKTHERAPIE

Die gegenwärtigen Entwicklungen
Die zeitgenössischen MusiktherapeutInnen delegieren die Frage nach dem Wesen der Musik vorzugsweise an die Musikpsychologie. Diese behandelt den Forschungsgegenstand "Wirkung und Bedeutung der Musik" entsprechend den Normen empirischer Wissenschaft. Früher eine Domäne der Musikästhetik konnte der reichhaltige Katalog von Thesen, Ergebnissen und Lehrsätzen - von Pythagoras bis hin zu Hanslick - die wissenschaftlichen Ansprüche moderner MusiktherapeutInnen jedoch nicht befriedigen.

Ein bemerkenswerter Grundzug von Musik lag in allen Kulturkreisen stets in ihrer Verwendbarkeit als therapeutisches Medium. Mochten sich die Anschauungen über Gesundheit/Krankheit und die Therapiekonzepte auch wandeln - dieser Grundzug blieb stets unberührt. EinE AnthropologIn heutiger Zeit wäre aber sicherlich mit der Aufgabe überfordert, eine umfassende und detaillierte Studie über die Musiktherapie-Szene rund um den Globus zu erstellen. Er/Sie sähe sich nämlich konfrontiert mit einem Übermaß an Gebräuchen, Ritualen und Ausdrucksformen - von instrumentaler Musik über den Tanz bis hin zu Formen auditiver Musikrezeption. Allerdings ist zu vermuten, daß sich der/die jeweils "eingeborene" MusiktherapeutIn auf die Frage nach dem theoretischen Hintergrund einer solchen Arbeit vermutlich eine oder mehrere der vier Hauptfunktionen von Musik zu eigen machen würde:
1. Musik als Verbesserung der Konzentration, unter besonderer Berücksichtigung der kognitiv-intellektuellen (incl. Sprache) sowie der psychomotorischen Entwicklung
2. Musik als Stimulierung sozial-kommunikativer Fähigkeiten
3. Musik als Förderung emotionaler Ausdrucksfähigkeit
4. Musik als Stimulierung von Selbstreflektion im Sinne des Erkennens und der Verarbeitung von Realität.

Und zum wiederholten Male ist nun zu fragen: Was ist das Wesen von Musik, daß diese eine solche Vielzahl von Funktionen zu erfüllen imstande ist?

Im Interesse einer weiteren Klärung der aktuellen Entwicklungen der Musiktherapie werden wir zurückgehen müssen zu den verschiedenen Musiktherapie-Schulen, um diese auf ihr jeweils zugrundeliegendes Musikkonzept zu befragen. Die Antwort, die sich eine Schule selbst geben mag, kann dabei vom "gesunden Menschenverstand" geleitet sein und möglicherweise nicht logisch und unakzeptabel erscheinen. In diesem Fall kann die Frage nach ästhetischen Grundpositionen hier nicht weiter zurückverfolgt werden. Vielmehr sind weitere Fragen nach dem "Warum" von Wirkungs-

* KAPITEL 6 * DAS MUSIKKONZEPT IN DER MUSIKTHERAPIE

weisen zu stellen. Der lerntheoretisch ausgerichtete Musiktherapeut, der die Wirkungsweisen von Musik in ihrer Verstärker-Funktion sieht, ist z. B. zu fragen: Warum wirkt Musik verstärkend? Worin bestehen die Merkmale für eine solche Wirkung? Desgleichen ist der psychoanalytischen Vorstellungen über Musik zugeneigte Musiktherapeut zu befragen. Wir erinnern uns: Musik ist hier eine Sprache der Gefühle. Sie vermag das Über-Ich zu überlisten und bringt eine Vielzahl von Assoziationen und unbewußten Konflikten zum Vorschein. Nun ist also erneut zu fragen: Welche Erklärung gibt es dafür, daß Musik in Form und Struktur den unbewußten Erlebnissen und Konflikten ähnelt - eine Art Vorbedingung für o.g. Wirkungsweisen von Musik?

Drei solcher ästhetischen Standorte werden im Folgenden näher ausgeführt. Sie repräsentieren jeweils exponierte musiktherapeutische Richtungen sowie Wissenschaftsbegriffe:
1. Musik als unverwechselbarer Reiz
2. Musik als Kommunikation
3. Musik als nonverbaler emotionaler Ausdruck

Diese Grundpositionen werden sodann einem Konzept von Musik in der Therapie und Musik in der Gesellschaft allgemein gegenübergestellt: Musik als Vehikel zur Repräsentation herrschender Ideologien und kultureller Wertvorstellungen.

Musik als unverwechselbarer Reiz

Der lerntheoretische Ansatz in der Musiktherapie beruht offenbar auf einem Musikkonzept, das Musik als unverwechselbaren Reiz (discriminative stimulus) versteht. Lerntheoretisch ausgerichtete MusiktherapeutInnen werden vermutlich auf die Frage nach spezifischen Merkmalen dieses Stimulus´ auf musikalische Parameter verweisen, deren bedeutendste sind: Frequenz (Tonhöhe), Amplitude (Lautstärke), Komplexität (Klangfarbe/Timbre). Sie sind allesamt organisiert in Raum-Zeit - Relationen. Hinter diesem Musikkonzept stehen weniger Aussagen über die essentielle Qualität von Musik - so es diese denn gibt - als vielmehr Grundpositionen eines positivistischen Wissenschaftsverständnisses. Dies fußt auf dem sogenannten Prinzip der Verifikation. Es verlangt vom experimentell tätigen Musikpsychologen die Übernahme eines Musikkonzepts, das zwar der eigenen Forschungsmethode angepaßt ist, das jedoch für solche Anschauungen über das "Wesen der Musik" als inadäquat angesehen werden muß, die über das eigene Denksystem hinausweisen. Diese spezielle ästhetische Sicht - und das Gebiet der Akustik muß als Teil der Musikästhetik gesehen werden, solange wir keine Möglichkeit haben, das Prinzip der Verifikation selbst zu verifizieren - hat, so scheint es, den Blickwinkel der lerntheoretisch orientierten MusiktherapeutInnen erheblich verengt. Es mag hier der Hinweis genügen, daß es bislang so gut wie keine Bemühungen oder gar umfassenderen Betrachtungen über Musik als spezifisch menschliche Ausdrucksform oder über Musik in ihrer kommunikativen Funktion vonseiten der Behavioristen gibt.

Musik als Kommunikation

Jene MusiktherapeutInnen, die sich der humanistischen Psychologie mit ihrer Betonung auf dem linguistischen oder kommunikativen Charakter von Musik besonders verbunden fühlen, heben sich ab vom behavioristischen Musikkonzept - und damit auch von dessen Beschränkungen. Nach ihrer Auffassung enthält Musik Emotionen, die dem Hörer übermittelt werden. Sie repräsentiert diese in einem kommunikativen Wechselprozeß. Ein solches Konzept findet derzeit in unserer westlichen Kultur lebhafte Unterstützung. Es hat innerhalb der humanistischen Tradition einiger Musiktherapie-Schulen seinen Nutzen unter Beweis gestellt. Nichtsdestotrotz gibt es gute Gründe dafür, vor einem allzu dogmatischen Glauben an die "sprachlichen" Qualitäten von Musik zu warnen. Andernfalls steht uns eine sicherlich nicht erwünschte Vorstellung von Musiktherapie als "Psychotechnik" ins Haus.

Eine der Hauptschwierigkeiten dieser ästhetischen Sicht ist seine tiefe Verwurzelung in der idealistischen Philosophie. Wir haben keine Mühe, die Annahmen der humanistischen Musiktherapie nachzuweisen. Was uns jedoch Schwierigkeiten bereitet, ist - um mit Popper zu sprechen - die Falsifikation der Behauptungen. Dies bezieht sich insbesondere auf eine Reihe metaphysischer Gedanken wie z. B. die Betrachtung von Musik als "Sprache der Sphäre" oder neuere Musikkonzepte, die von Musik als Energie sprechen, die bestimmte Körperregionen beeinflußt. Wir finden solche esoterischen Anschauungen u.a. bei manchen ProphetInnen des "New Age".

Ein solches "Transmissions-Modell" musikalischer Kommunikation, nach dem Musik ein Behältnis für zahllose, dem Hörer zu übermittelnde Gefühle, Botschaften und Ideen darstellt, hält einer rationalen Kritik kaum stand. Eine solche Wirkungsweise ist im einzelnen kaum belegbar, auch nicht nachvollziehbar. Viel vernünftiger wäre es, von Musik als einem Spiel-Raum, als einer kommunikativen Situation mit einer unbegrenzten Anzahl möglicher musikalischer Repräsentanzen zu sprechen. Was jeweils wodurch repräsentiert wird - und dies impliziert eine Auswahl aus den

* KAPITEL 6 * DAS MUSIKKONZEPT IN DER MUSIKTHERAPIE

potentiellen Möglichkeiten - hängt dann ab von den im Kontext auftretenden Merkmalen, vom Grad der Bewußtheit oder von der Wahrnehmungsrichtung.

Musik als nonverbaler, emotionaler Ausdruck

Eines der verbreitetsten Paradigmen von Musik in der Musiktherapie ist die Definition "Musik ist eine nonverbale Ausdrucksform". Wir finden diese Qualität von Musik häufig in psychoanalytisch begründeten Ansätzen.

Obgleich es, wie wir gesehen haben, in der Tradition psychoanalytisch orientierter Musiktherapie keine einheitliche Auffassung vom Wesen der Musik gibt, liegt doch das Hauptaugenmerk auf deren nonverbalen und prozeßhaften Eigenschaften. Musik gilt als Sprache der Gefühle. Sie vermag auch jene Teile unserer Psyche zu erreichen, in denen Prozesse vor sich gehen, deren Informationsgehalt wir nicht kennen, und über die wir uns aus verschiedenen Gründen nur schwer Klarheit verschaffen können.

In jüngster Zeit hat Friedrich Klausmeier (1984) die Ähnlichkeiten zwischen Musik und primärprozeßhaftem Denken beschrieben. Im Gegensatz zum sekundärprozeßhaften Denken, welches in erster Linie logischen und sprachlich-begründeten Vorgängen folgt, hat primärprozeßhaftes Denken mehr assoziativen Charakter und ist damit den Träumen sehr verwandt. Seine Strukturen bestimmen das Unbewußte. Wenn wir die Analogien von Musik und jenen Primärprozessen herausarbeiten können, so sind wir einen wesentlichen Schritt vorangekommen auf dem Weg zu Aussagen über die nonverbalen Eigenschaften von Musik. Auch Aussagen über strukturelle Ähnlichkeiten mit unbewußten Denkvorgängen sind dann möglich und können die Entwicklung der analytischen Arbeit voranbringen.

In der Sprache gibt es, so Klausmeier, einige Analogien zur Musik. Er führt als Beispiel die "Intonation" an, die häufig erst die Bedeutung ausmacht. In ihrer Anwendung dagegen gibt es Unterschiede zwischen Musik und Sprache. Musik ist präsentative Symbolsprache. Für Musik ist entscheidend, wie sie sich in Inhalt und Ausdrucksweise präsentiert. Genauso wie psychische Primär-Prozesse kann Musik nicht Vergangenheit oder Zukunft abbilden außer in der Gegenwart, im "Hier und Jetzt". Darüberhinaus gibt es für Musik keine Möglichkeit, Verbundenheit oder Ablehnung festzustellen. Wir können ferner mit Musik nicht zum Ausdruck bringen, daß A zwingend aus B folgen muß.

In Träumen können wir erleben, daß Bilder oder Szenen als übereinander geschichtet erscheinen. Mehrere Ereignisse geschehen zur selben Zeit. Dasselbe Phänomen begegnet uns in den polyphonen Strukturen einer Komposition. Sprache dagegen hat sich eines linearen Symbolismus zu bedienen. Das bedeutet, daß Musik Widersprüchliches oder gar Paradoxes gleichzeitig beinhaltet, indem z. B. Melodie und Harmonie von gegensätzlichem Charakter sind. Eine letzte Analogie zwischen Musik und primärprozeßhaften Denkprozessen ist ihre Eigenschaft der Kondensation (Verdichtung). Mehrere Ideen und Bilder lassen sich in einem einzigen (Klang)Bild verdichten, indem ein einziges rhythmisches, harmonisches oder melodisches Motiv oder ein bestimmter "Sound" komplexe Gefühlswelten und Vorstellungen zum Vorschein bringt.

Erfahrung, Lernen, Kontext

Diese Übersicht über einige zentrale Kennzeichen von Musik mögen Belege sein für ihre Kraft zur Faszination, zum Vordringen in tiefe Schichten der Persönlichkeit und zur Anregung von Phantasie und innerer Vorstellungswelt. Eine solche Übersicht hat jedoch Gedanken über die Rolle des Lernens und die Entwicklung von Kenntnissen und Wahrnehmungsvorgängen hinsichtlich der Verarbeitung und des Gebrauchs musikalischer Informationen noch gänzlich außer acht gelassen. Was wir vorfinden, ist eine fundierte Erklärung der allgemeinen Qualität musikalischer Faszinationskraft. Was uns (noch) fehlt, ist ein tieferes Verstehen der Geschichte von Lernprozessen und des weitergefaßten kulturellen Kontexts in Verbindung mit der Frage nach dem Rahmen und der Grundstruktur musikalischer Perzeption und Repräsentation. Diese Beschränkung ist unbedingt zu berücksichtigen, wenn wir nicht wieder idealistischen Positionen anheimfallen wollen, in denen die "natürliche Wesenheit" von Musik bezogen wird auf ein paar musikalische Genres. Die "primäre" oder nonverbale Qualität von Musik sollte Gültigkeit haben für alle musikalischen Stilrichtungen von Mozart bis hin zu aktueller Rockmusik. Dieser Hinweis erscheint wichtig mit Blick auf die Effektivität und Übertragbarkeit von Erkenntnissen.

Die nonverbale Qualität von Musik mag die Faszinationskraft und die Eigenschaft, starke Gefühle zu erzeugen, belegen. Wir wollen aber ebenso verstehen, wie und warum Musik auch als besonders vieldeutig erscheinen kann: Musik offenbart verschiedenen Menschen und Subkulturen eine jeweils unterschiedliche Bedeutung. Zu diesem Zwecke müssen wir die vielen Merkmale des jeweiligen Kontexts daraufhin ergründen, wieweit sie auf spezifische Erfahrungen hinweisen und diese konstituieren. Die unter-

* KAPITEL 6 * DAS MUSIKKONZEPT IN DER MUSIKTHERAPIE

schiedlichen therapeutischen Richtungen mögen mit ihrem jeweiligen gesellschaftlich-ideologischen Hintergrund ihren Beitrag dabei leisten, wenn es um die Frage nach musiktherapiespezifischer Intervention und Interaktion geht. Dies kann dem Klienten dann allmählich helfen, eine musikalisch abgeleitete Erfahrung zu etablieren, die sich für den gesamten Therapieprozeß als nützlich erweisen kann.

Solch ein Musikkonzept kann der Musiktherapie überaus zuträglich sein, z. B. wenn einE PatientIn die innerste Gefühlslandschaft zu ordnen hat oder wenn es gilt, kommunikative und andere Fähigkeiten in bezug auf den Umgang mit anderen Menschen zu verbessern. Im Mittelpunkt steht der herausragende Wert von Musik in unserer Gesellschaft als Vehikel zur Selbst-Erkenntnis, als Mittel zur Schaffung und Repräsentation neuer Kategorien für nicht in Sprache übersetzbare Erfahrungen. Vielleicht hat Lebensqualität etwas mit dieser speziellen Möglichkeit von Musik zu tun: Musik kann etwas repräsentieren, das wir auf einer vorsprachlichen Ebene erleben. Sie verleiht diesem Erleben Bedeutung.

Allgemeiner gesagt wissen wir, daß es eine der primären Funktionen von Musik ist, Bedeutung nicht direkt zu offenbaren, sie vielmehr verborgen zu halten. Es entspricht ihrer unbestimmten "ästhetischen" Natur - oder bisweilen nur der Anwesenheit von Klang - daß sie Kultur- und Sprachcodes zu transzendieren vermag. Es ist die Vieldeutigkeit von Musik, die uns manchmal zwingt, uns gegenüber unerforschten Bereichen von Körper und Bewußtsein zu öffnen. Das wachsende Maß an Bewußtheit in Verbindung mit Denken und Reflexion hilft uns neue Kategorien zu schaffen - eine Art neue Brille, durch die es möglich wird, der "Welt" mit einer anderen Tiefenschärfe, vielleicht auch mit einer anderen raumzeitlichen Wahrnehmung zu begegnen.

* **META-MUSIKTHERAPIE**

KAPITEL SIEBEN

DIE BEZIEHUNG VON MUSIKAUFFASSUNG, MENSCHENBILD UND THERAPIEBEGRIFF IN DER MUSIKTHERAPIE

KAPITEL SIEBEN

DIE BEZIEHUNG VON MUSIKAUFFASSUNG, MENSCHENBILD UND THERAPIEBEGRIFF IN DER MUSIKTHERAPIE

Die Musiktherapie ist ein einzigartiger Schmelztiegel für Kunst und Wissenschaft, für Geisteswissenschaften und Medizin; sie ist eine Behandlungsform, bei der Gefühle und Gedanken, Dialoge und Prozesse der einen Therapieformen auf Kontrolle, Produkt und Anpassung als Elemente anderer Verfahren treffen. Hinter den verschiedenen musiktherapeutischen Techniken und Methoden tut sich eine ganze Welt von Wertvorstellungen auf, die sich in verschiedenen wissenschaftlichen Ansätzen äußern. Es ist vor allem die höchst verschiedenartige Handhabung der zentralen Begriffe "Musik", "Wissenschaft", "Gesundheit", "Therapie", "Gesellschaft" und "Mensch", die in der Musiktherapie so gegensätzliche Verfahren wie "Klinische Improvisation", "Analytische Musiktherapie" oder "Verhaltenstherapie mit Musik" hervorgebracht hat.

Es hat den Anschein, als ob das jeweilige Menschenbild die Definition solcher Begriffe am meisten prägt. So kann die Frage, "was der Mensch ist", nicht ohne Auswirkungen auf die anderen Begriffe beantwortet werden. Dementsprechend möchten wir im folgenden einige Zusammenhänge zwischen Menschenbild, Musikauffassung und Therapiebegriff in bezug auf die dazugehörigen musiktherapeutischen Modelle umreißen. Und umgekehrt wird die Frage zu stellen sein, ob die Musiktherapie mit ihren spezifischen Erfahrungen aus der klinischen Praxis ihrerseits unser Menschenbild erweitern kann?

* KAPITEL 7 * MUSIKAUFFASSUNG, MENSCHENBILD, THERAPIEBEGRIFF

Der Mensch als Organismus

Jede Theoriebildung - das gilt auch für die Musiktherapie-Theorie - bringt die Tendenz zur Vereinfachung mit sich. Aus einem positivistischen Wissenschaftideal heraus versucht man gern das Komplizierte mit dem Einfachen zu erklären, dem sogenannten Einheitsparadigma. Dies ist besonders naheliegend, wenn man meint, den Menschen auf einen Organismus (Biologie) und Musik auf Akustik (Physik) reduzieren zu können. In der Musiktherapie wird dann die Frage nach ihrer Wirkung auf den Menschen zur Frage nach der Wirkung von Frequenz und Amplitude (Musik) auf unser autonomes Nervensystem (Gefühle).

Wir finden in der Musiktherapie-Literatur unzählige Beispiele dafür, daß häufig auch psychische Krankheiten aus einer naturalistischen Grundhaltung heraus erklärt werden, nach der der Mensch ausschließlich von biologischen Prozessen gesteuert wird. Innerhalb der medizinisch orientierten Musiktherapie versucht man die Wirkung der Musik anhand von körperlichen und physiologischen Veränderungen zu beweisen. Mit Hilfe von neurophysiologischen Theorien über Musik und Gehirnhälften wird belegt, daß die Musik über "Umwege" einen Teil des menschlichen Hirns erreichen und damit primäre Schädigungen der Sprache oder bestimmter geistiger oder motorischer Fähigkeiten überbrücken kann. Das Problem liegt nicht in solcher Forschung als Grundlagenforschung i.S. einer Bildung von Hypothesen über die Wirkung von Musik. Viel eher liegt das Problem in der Verankerung dieser Forschung in einer Wissenschaftstheorie, die mit ihrer scharfen Trennung zwischen synthetischen und analytischen Aussagen jede Wissenschaft, die nicht auf beobachtbaren und meßbaren Fakten beruht, ausschließt. Es ist dies eine Wissenschaft, die theoretische Überlegungen und logisch formelles Wissen als subjektiv und normativ und somit als unwissenschaftlich abtut.

Die behavioristische Theorie hat mit dieser Art Wissenschaftstheorie insbesondere in den USA den größten methodischen Einfluß auf die Musiktherapie gehabt. Wie der Wissenschaftstheoretiker Hans Siggaard Jensen erläutert hat (1986), beinhaltet diese Form von Musikverhaltenstherapie eine Auffassung von Musik, die einer naturalistischen Auffassung vom Menschen entspricht. Die Forschung verengt sich darauf, das Ausmaß und die Effektivität von Musik als Belohnung zu messen und umgeht damit die Frage nach dem Wesen von Musik und deren Wirkung als therapeutisches Mittel. Stattdessen vertritt sie eine Auffassung von Musik, die eindeutig lust- und genußorientiert ist. Musik soll primär das Grundbedürfnis nach

Lustempfindungen stillen. Hinter dieser Haltung steht ein Wertsystem, das "Zweck" als Rechtfertigung der Mittel und "Genuß" als höchstes Ziel heiligt.

Der Mensch als Person

Wenn einige PsychologInnen die Sonderstellung des Menschen, seine Sprech- und Denkfähigkeit, sein Wahlvermögen, seine soziale Verantwortung sowie die Fähigkeit, über Symbole zu kommunizieren, hervorheben, so geschieht dies oft als Reaktion auf das oben erwähnte biologistische Menschenbild. Eine solche geisteswissenschaftlich orientierte psychologische Haltung bedeutet keinen Verlust, sondern einen Standort, der neue Zusammenhänge aufdeckt und ist in diesem Sinne aufschlußreich. Die Musik wird hier als solche betrachtet, als ästhetisches Phänomen mit Eigenwert. Untersuchungen über Zusammenhänge zwischen Struktur und Funktion der Musik werden möglich, ebenso wie es in der Therapie um Zusammenhänge zwischen Krankheit und deren Bedeutung geht. Musik hat innerhalb des naturalistischen Menschenideals eine klare Signalfunktion, indem man ihr z. B. in der Therapie eine günstige Wirkung auf die Konzentrationsfähigkeit, auf die Vermittlung von Informationen, auf Lernprozesse im weitesten Sinne einräumt. Demgegenüber legt eine geisteswissenschaftliche Haltung großen Wert auf die Bildung von Symbolen durch die Musik und innerhalb der Musik, d.h. auf die polysemische Aussage der Musik. Dort wo Sprache und Reflektion eine große Bedeutung haben, wenn es darum geht, einen Menschen bei Veränderungsprozessen zu begleiten, kann die Musik zum Hilfsmittel werden, um Lebenserfahrungen aufzudecken und zu ergründen.

Aber auch die Geisteswissenschaften unterliegen der Tendenz zur Vereinfachung. So wird der Mensch als Geist ohne physische Hülle verstanden, als Psyche ohne Kultur, wenn Musik als auf unsere Seele einwirkende, quasi überpersonelle Sprache gesehen wird jenseits von Geschichte und Kultur (pythagoräisches Paradigma). Beim subjektiven Idealismus wird die Musik als "natürlicher" persönlicher Ausdruck, als Trieb verstanden, dessen Sinngehalt aus der Morphologie kommt, aus den strukturellen Eigenheiten des Ausdrucks. Auch hier bezieht das Musikverständnis kulturelle Einflüsse nicht genügend mit ein.

Der Mensch als Produkt der Gesellschaft

Die meisten musiktherapeutischen Systeme oder Modelle weisen Schwachstellen dort auf, wo es um die Wechselwirkung von Musiktherapie und Gesellschaft geht. Es sind die Hauptprobleme unserer Disziplin, daß der Mensch entweder nur als reiner Organismus oder nur als Person betrachtet

* KAPITEL 7 * MUSIKAUFFASSUNG, MENSCHENBILD, THERAPIEBEGRIFF

wird. Der soziale und gesellschaftliche Hintergrund wird meist vernachlässigt, desgleichen die Reflektion der Aspekte "Anpassung des Individuums an eine Institution" und "Umweltbedingungen". Seltener geht es auch darum, wie diejenige Gesellschaft aussehen müßte, in der Musik und Musiktherapie - hier als sinnvolles Miteinander verstanden - ihren festen Platz haben würden. Für die Musiktherapie wäre ein Krankheitsbegriff förderlich, dessen Hauptakzent auf der Prophylaxe liegt, so daß die krankmachenden Phänomene der modernen Industriegesellschaft kritisch reflektiert und vorbeugend behandelt werden könnten.

Ein weiteres Problem ist auch die Tatsache, daß die sozialphilosophischen Konsequenzen, die den verschiedenen Theorien der Musiktherapie entspringen, kaum diskutiert werden. Wenn Musik-VerhaltenstherapeutInnen aufs genaueste die Auswirkungen einer Belohnung durch Musik kategorisieren, so liegt darin der unausgesprochene Wunsch nach einer technokratischen, effektiven Gesellschaft, in der die Frage, wer wen warum kontrollieren soll oder welche krankheitsfördernden Strukturen eher in einer Institution oder in gesellschaftlichen (Teil)Systemen zu suchen sind oder im Individuum selbst, keinen Platz haben. Der nonverbale Aspekt der Musik, den viele MusiktherapeutInnen hervorheben, wird in dieser Verzerrung wohl mehr dazu mißbraucht, eine Verarmung der Sprache zu begünstigen und möglichst effektiv Bedürfnisse des Systems zu befriedigen.

Noch ein weiterer Aspekt im Verhältnis Musik-Mensch wird gerade in der Musikpsychologie, die den MusiktherapeutInnen die nötigen Grundvoraussetzungen gibt, versäumt. Wenn Musik als gesellschaftsbedingte "Institution" verstanden werden kann, oder besser: wenn der kulturelle Überbau, der Zusammenhänge zwischen Musik und Identität, sowie die Sprache als Re-präsentation von Musikerleben beleuchtet, decodiert werden kann, so hilft dies den MusiktherapeutInnen, einen Einstieg in die Arbeit mit Musik, in die bewußte therapeutische Intervention zu finden. Die Berücksichtigung des musikalischen Code-Repertoirs von KlientInnen ist nicht nur von großem Vorteil für die musikalische Interaktion, sie bedeutet auch eine grundlegende Achtung vor der (musikalischen) Identität und der ganzen Person des Klienten.

Jedoch hat auch der Versuch, die Auswirkungen der Gesellschaft oder der ökonomischen Strukturen auf die musikalische Sozialisierung und auf unser Menschenbild zu bedenken, seine Tücken. Dieser Ausgangspunkt, der als materialistische Auffassung angesehen werden kann, indem der Mensch als gesellschaftsdeterminiert verstanden wird, schränkt dessen Status als Subjekt mit eigener Verantwortlichkeit für Körper, Emotion und Sprache ein. Entscheidend ist hier eine Sichtweise, die die Subjekt-Objekt-Trennung aufhebt und als dialektisches Geschehen begreift.

Der handelnde, erlebende und improvisierende Mensch

Statt Musikverständnis und Menschenbild nur auf einen Aspekt zu beschränken, ist es in der Musiktherapie wichtig, die Mehrschichtigkeit und den fachübergreifenden Charakter unserer Disziplin hervorzuheben. Die Musiktherapie muß sich auf ein Menschenbild konzentrieren, das Musikerleben sowohl mit Hilfe biologischer als auch psychologischer und soziologischer Erklärungsmodelle zu begreifen sucht, um hieraus eine therapeutische Strategie zu entwickeln. Es geht hier eher um ein komplexes als um ein einheitliches Paradigma.

Man könnte dagegen einwenden, daß ein solch komplexes Paradigma den Menschen zur Summe mehrerer Dimensionen macht, und daß man eher grundlegende Fragen über den Subjekt-Status, über determiniertes oder freies Handeln etc. zu lösen versuchen sollte. Aus einem großen Teil musiktherapeutischer Literatur und Forschung ist eine Tendenz zu einem mechanistischen Verständnis des Musikerlebens ersichtlich. Im Sinne einer stark vereinfachenden pythagoräischen Sicht wird auch das gegenwärtige musiktherapeutische Denken beeinflußt: "Es ist eine Kraft in der Musik, die eine Veränderung im menschlichen Verhalten bewirkt". Wenn wir "vereinfachend" sagen, so tun wir dies in dem Bewußtsein, daß das pythagoräische Denken der Antike den Einfluß des Denkens als Komponente im kathartischen Prozeß eigentlich mit berücksichtigt. Die Ausklammerung von Reflektion, von subjektivem Eingreifen und aktivem Erleben ist es aber, die die Musiktherapie leicht auf ihre technischen Momente beschränkt.

Oder konkreter: In der Musik-Verhaltenstherapie wird die Frage der Wirkung von Musik auf den Menschen allein im Hinblick auf ihre Anwendung als Verstärker angegangen. Die Idee des erlebenden und handelnden Menschen mit Subjekt-Status ist dabei aufgegeben zugunsten eines umweltabhängigen Menschen, eines manipulierbaren Objektes. Die gleiche Tendenz läßt sich in der medizinisch orientierten Musiktherapieforschung erkennen, die sich schwerpunktmäßig mit Zusammenhängen zwischen physiologischen Reaktionen und Emotionen oder zwischen Gehirnhälften und Musikerleben befaßt. In beiden Fällen fehlt die Fragestellung, wer den Wahrnehmungsprozeß steuert, wie kognitive und kulturelle Prozesse in die vom Ich gelenkte Wahrnehmung eindringen können. Wenn wir diese "handelnde Instanz" im Menschen nicht erfassen, laufen wir Gefahr, das Musikerleben auf ein psychomechanisches Ereignis

* KAPITEL 7 * MUSIKAUFFASSUNG, MENSCHENBILD, THERAPIEBEGRIFF

zu beschränken. Eine Gefahr übrigens, die auch die psychoanalytisch orientierte Musiktherapie bedroht, hält diese doch z.T. noch am zentralen Paradigma fest, die Musik wirke am Ich vorbei direkt auf unbewußte Vorgänge ein.

Auch die neueste Strömung, die die an der humanistischen Psychologie orientierte Musiktherapietheorie beeinflußt hat, die sogenannte New Age-Bewegung, enthält einen solchen philosophischen Idealismus, der der Musik unabhängige Kräfte zuschreibt, die auf das "Seelenleben" des Menschen einwirken. Wir denken hier nicht in erster Linie an die Neuorientierung durch die fernöstliche Philosophie, die glaubt, daß die Musik auf verschiedene Energiezentren im Körper einwirkt (chakra). Gemeint ist mehr der Einfluß der neueren Quantenmechanik, nach der Materie als Kraftfeld angesehen wird. Eine solche "Alles-ist-Vibration"-Philosophie verleiht Musik den Status einer Art "Existenzmassage". Auch hier wird die Selbstbestimmung des Menschen ausgeklammert. Man unterläßt es, "Subjekt" und "Handlung" als konstituierende Entwicklungsbedingungen zu betrachten.

In der Musiktherapie geben vor allem die improvisatorischen und dialogzentrierten Verfahren Raum für ein solches "handelndes Subjekt". Besonders da, wo KlientIn und TherapeutIn im Ausgangspunkt einer Improvisation die gleiche Verantwortung für den musikalischen Verlauf haben, ist ein Raum geschaffen, der dem Klienten Subjektstatus gibt. Dies ist z.B. der Fall bei Nordoff/Robbins, die ihren KlientInnen, die gleichen musikalischen Handlungsfreiheiten geben wie den Nicht-KlientInnen. Die Musik schafft einen Nährboden für das handelnde Ich des Klienten. Dies ist nur möglich, weil die Musik non-verbal ist, sie errichtet nicht die hierarchische, von der Sprache geprägte Struktur, die in den meisten Therapieformen zu einem Subjekt-Objekt-Gefälle führt.

Das Musikerleben - Vertiefung und Verständnis

Gegen eine solche Gewichtung des "handelnden Subjekts" könnte man einwenden, daß dabei allzu leichtfertig mit einer über hundert Jahre alten Psychologie und deren Entdeckung der irrationalen Komponenten im menschlichen Leben umgegangen wird: mit dem Einfluß körperlicher und seelischer Vorgänge auf Handlungsweisen des Menschen. Auch ist es sehr naheliegend für die Musiktherapie, Modelle heranzuziehen, bei denen Erleben und Handlung mit Körper und Gefühlen verknüpft werden. Die improvisatorische Musiktherapie wie auch die rezeptive Musiktherapie will nicht nur die musikalischen Informationen verstandesmäßig aufschlüsseln, bearbeiten und die häufig unerwarteten Ergebnisse herauslesen, sondern sie will auch Tiefe und Bedeutung gemeinsamen musikalischen Handelns erfassen. Es scheint aber auch, als ob uns das ästhetisch Besondere in der Musik, das Unerfaßbare, Unvorhersehbare, die unbegreifbaren Erlebnisse einen andersartigen Zugang zum Körper verschaffen würden, zu denjenigen Orten in uns, wo Erlebnisse entstehen, die die Grundlage für sprachliche Repräsentanzen bilden. Gerade mit dieser Möglichkeit der Musik, auf solche unbekannten Regionen in Körper und Sprache einzuwirken, muß die Musiktherapie arbeiten. Allerdings ergeben sich naturgemäß Übersetzungsprobleme bei der Übertragung in Sprache, die nun einmal eine Voraussetzung für die notwendige Reflektion ist. Was wir uns sicherlich nicht wünschen sollten, ist eine sprachlose Musiktherapie mit all den damit verbundenen Einschränkungen für unser Selbstverständnis und unsere Handlungsfähigkeit.

Bei der Beschreibung non-verbaler, manchmal körperbezogener musikalischer Erlebnisse wird Musik und Musikerleben leicht zu Musikästhetik oder Musikanschauung. Man versucht, die Bedeutung der Musik aus musikalischen Strukturen abzuleiten und vergißt dabei die eigene Perspektive, die auf dem ganz persönlichen Lebenskontext beruht. Auf dieser Stufe des Musikerlebens ist die Musik nicht einfach "non-verbale" Sprache, sondern eine potentielle "viel-verbale" oder besser "polysemische" Aussage, um uns an die semiotische Terminologie zu halten. Wenn die Musik in solche "unerforschten" Bereiche von Körper und Sprache eindringt, und wenn der Versuch gemacht wird, solche Erfahrungen in Sprache zu übersetzen oder zu repräsentieren, entsteht gerade dadurch die Möglichkeit, neue sprachliche und körperliche Erkenntnisse zu gewinnen. Solche Erfahrungen sollten benannt werden, womit es nicht nur beim Einkreisen und Erobern von solchen Erfahrungen bleibt, sondern zur Verdeutlichung beiträgt. Die innere Landschaft, der "energieähnliche" Strom von Bewegung und Spannung, erhält somit einen sprachlichen Anknüpfungspunkt, in der Therapie oft in Form einer Einkreisung und Präzisierung von "Gefühlen".

Wenn man solche Repräsentationen auf ihren kulturellen Hintergrund bezieht, als Behandlung zentraler Themen innerhalb einer Teilkultur, so kann man die Ästhetik, oder den Versuch, musikalische Erlebnisse begrifflich zu erfassen, im Spiegel eines Machtkampfes sehen. Es geht um die Macht, Sprache und Begriffe zu definieren, die Macht, die Welt zu "benennen". Es ist für MusiktherapeutInnen wichtig, ein musikkulturelles Verständnis zu haben, einen grundlegenden Respekt vor individuellen und

* KAPITEL 7 * MUSIKAUFFASSUNG, MENSCHENBILD, THERAPIEBEGRIFF

teilkulturellen Repräsentationen. Andernfalls wird der Musiktherapeut zum Lieferanten für Sprache, für Modelle zur Beschreibung der Gefühle des Klienten. Und dies nimmt dem Patienten die Möglichkeit, tiefe und eigene vorsprachliche Erfahrungen mit Musik zu machen.

Auf diese Weise kann die Musik zum Katalysator, zum Schlüssel, und zum Ausgangspunkt erneuter vorsprachlicher Erfahrungen werden. Und, zu Sprache transformiert, wird nicht nur die Gefühlswelt erweitert und bereichert. Von der Sprache getragen werden Erlebnisse zu Erfahrungen, die wiederum eine Basis für neue Denkprozesse und daraus folgende Handlungsweisen sein können. Nun kann das Individuum aus neuer Erfahrung heraus handeln. Es hat neue Kategorien für die Bearbeitung innerer Erlebnisse und damit neue Handlungsmuster erhalten.

* **META-MUSIKTHERAPIE**

SCHLUßBEMERKUNG

META-MUSIKTHERAPIE ALS UTOPIE

Der Titel dieses Buches META-MUSIKTHERAPIE entstand im gemeinsamen Dialog zwischen den Autoren an einem norwegischen Küstenort mit Namen "Verdens Ende", Ende der Welt also. Wir sind mit unserem Buch ebenfalls fast am Ende angekommen. Keineswegs jedoch an "der Weisheit letztem Schluß". Eher im Gegenteil. Viele musiktherapeutische Wege konnten wir reflektieren und, so hoffen wir, nachvollziehbar machen. Insofern ist das Präfix "Meta" sicherlich nur mit Blick auf den Charakter eines solchen paradigmenübergreifenden Vorhabens zutreffend. Wir konnten und wollten keine musiktherapeutische Metasprache - vielleicht gar autonom und unabhängig von gängigen Terminologien (z.B. der Psychoanalyse) - entwickeln oder metatheoretische Konstrukte musiktherapeutischer Kommunikation und Interaktion schaffen. Möglicherweise kann dies einmal ein Fernziel sein. Im Augenblick kann META-MUSIKTHERAPIE erst ein Teilschritt sein auf dem Weg zu einer Theorie der Musiktherapie mit ihren unterschiedlichen Facetten.

META-MUSIKTHERAPIE entspricht nicht ganz dem alten Postulat wissenschaftlicher Distanz. So läßt sich das Kriterium der *Reproduktion* im Zusammenhang mit Musik nur durch das Kriterium der *Nachvollziehbarkeit* ersetzen. Andernfalls müßte auf ein Wesentliches verzichtet werden, auf Improvisation nämlich. Sie befindet sich aber wegen ihrer überragenden Bedeutung in der aktiven Musiktherapie und aus eigener Überzeugung im Zentrum musiktherapeutischer Forschung.

Mit *Improvisation* ist ein Forschungsgegenstand umrissen, der hinsichtlich seiner Entstehung, Anwendung und Wirkungsweise noch viele weitere Betrachtungen verdient. Wieweit es gelingt, ihn bis hinein in seine Mikrostrukturen auszuforschen, oder wieweit es gerade zu seinen wesentlichen und unverzichtbaren Eigenschaften gehört, daß er wohl in seiner Funktion, nicht aber in all seinen Inhalten nachvollziehbar sein

* META-MUSIKTHERAPIE

wird, muß zunächst offen bleiben. Seine Funktion für die therapeutische Praxis liegt dagegen auf der Hand: *Beweglichkeit schaffen bei Blockierungen oder Erstarrungen.* Hier scheint Improvisation oftmals der einzig mögliche emotionale Treffpunkt zwischen zwei Menschen zu sein. Improvisation eröffnet Möglichkeiten für ein wortloses Sich-Verstehen, das früheste Gedächtnisengramme aufgreift, ohne sie benennen zu müssen. Ein spezifischer Vorzug dieser Interaktionsweise offenbar. Dennoch - es bleibt ein Rest Unbestimmtheit, Ungewißheit, Flüchtigkeit. Eine schwierige Angelegenheit für WissenschaftlerInnen also. Auch diese Schwierigkeit kann jedoch als musiktherapiespezifische betrachtet werden. Wir hatten gesehen, daß eine ausschließlich rational-distanzierte Betrachtung musiktherapeutischer Phänomene diesen ebensowenig gerecht wird wie ein blindes Mitschwimmen im symbiotischen Hochgefühl gemeinsamer musikalischer Aktionen. So ergibt sich - nicht nur für den verantwortlich handelnden Therapeuten - die Forderung: Entwicklung der eigenen Fähigkeit zum Miterleben musiktherapeutischer Interaktionen bei gleichzeitiger Fähigkeit zum rationalen Beschreiben, Analysieren und Verstehen erlebter Phänomene. Anders ausgedrückt: Drinnen-Sein und Draußen-Sein stellen einen Wechselprozeß dar, ein oszillierendes Gleichzeitiges. Dies ist die große Herausforderung für Musiktherapie-WissenschaftlerInnen.

Wir hatten Improvisation in das Zentrum musiktherapeutischer Entwicklungen gerückt. Improvisation kann darüberhinaus auch als Auftrag an Mitglieder komplexer Industriegesellschaften gesehen werden, indem verlorengegangene Zusammenhänge zwischen politischen Entscheidungsebenen einerseits und persönlichem Erleben andererseits wieder erlebbar, verstehbar und nachvollziehbar gemacht werden (können). Da man davon ausgehen kann, daß dieses Defizit nur als dialektisches Geschehen von objektiven Lebensumständen (z. B. den Produktionsverhältnissen) und Individuum (persönliche Bedürfnisse und Erlebensweisen des Einzelnen) begriffen werden kann, kann Improvisation im weiteren Sinne eine Möglichkeit darstellen, derart Auseinandergefallenes via Interaktion wieder vermittelbar zu machen. In einer Welt, in der das "handelnde Ich" zu einem Instrument der Vernunft geworden ist, und in der Menschen in eine oberflächliche, un-sinnliche und beherrschende Beziehung zu Natur und Gesellschaft versetzt worden sind, erscheint es uns notwendig, auf eine Menschlichkeit hinzuwirken, die das Zusammenleben und die Anpassung an die Möglichkeiten und Grenzen der jeweiligen Umgebung - einschließlich ökologischer Gesichtspunkte - hoch bewertet.

* * SCHLUßBEMERKUNG

So wollen wir hier vom *improvisierenden Menschen* sprechen im Sinne einer Utopie und als Vorbild für den handelnden Menschen. Dieser ist imstande, in einem Prozeß zu leben, der der inneren Stärke - als Voraussetzung oder Resultat seiner Improvisationsfähigkeit - den Spielraum öffnet für psychische Flexibilität. Es ist dies ein Mensch, der sich nicht nur jeweils einstellen kann auf eine sich rasch verändernde Welt, sondern der sich mit seinem Sprachvermögen ein umfassendes Bild von Wirklichkeit machen kann. Sprachvermögen ist dabei nicht beschränkt auf Wortsprache, sondern bezieht alle Formen ein, die darauf zielen, Wirklichkeit auszudrücken und zu verstehen. Die Erfahrungen des improvisierenden Menschen vereinen körperliche Reaktionen, psychische Einflüsse, das Verständnis von kulturellen Prozessen und deren Zusammenspiel mit politisch-ökonomischen und ökologischen Strukturen. Diese neue Perspektive schließt also die Aspekte *Körper* und *Bewußtheit* ebenso ein wie eine neue Einstellung zum Umgang mit *Natur*, mit unserem Platz innerhalb der *Gesellschaft*, innerhalb des *Kulturkreises*, innerhalb der *Welt*.

MusiktherapeutInnen haben den Auftrag, im musiktherapeutischen Interaktionsprozeß die "psychologische Phantasie" zu entwickeln, die notwendig ist für eine Umsetzung von Musikerleben in sprachliche Kategorien. Wir sehen hier eine Analogie zur soziologischen und auch zur anthropologischen Phantasie, die es braucht, um sprachliche Aussagen in ihrem kulturellen Kontext zu verstehen. So ließe sich Musiktherapie über ihren Stellenwert als Behandlungsprofession hinaus mit Blick auf ihre spezifischen Qualitäten als Mittlerin zwischen Innen und Außen auch als tragendes Glied einer kulturellen Bewegung verstehen, einer Bewegung, die ein neues Menschenbild zum Ziel hat, basierend auf persönlichen Verstehens- und Erkenntnisprozessen. Zwar gibt es keinerlei Garantie dafür, daß z. B. die Erweiterung der Integrationskraft beim Einzelnen und in Gruppen - als Ergebnis individueller Veränderungsprozesse - schließlich auch in einen Wandel der Qualität politisch-ökonomischer Systeme münden kann. Dennoch scheint uns dies eine wünschenswerte Vorstellung zu sein angesichts der kaum noch zu verdrängenden gegenwärtigen Situation nahezu ausgeschöpfter Energiereservoirs, Zerstörung der Umwelt und sich verschärfender Gegensätze zwischen arm und reich, Nord und Süd. Ist diese Sicht eine echte Alternative zu weitverbreiteten apokalyptischen Visionen? Oder ist sie lediglich eine Utopie am Rande des Zusammenbruchs menschlicher Kultur?

* META-MUSIKTHERAPIE

ANHANG

ANHANG 1 * LITERATURVERZEICHNIS

1. LITERATURVERZEICHNIS

Allport, Gordon W. (1966):
Personligheten — hvordan formes den? (Becoming. Basic Consideration for a Psychology of Personality). Oslo: Dreyer.

Altschuler, I.M. (1948):
"A Psychiatrist's Experience with Music as a Therapeutic Agent". In: Sullivan, D. and Schoen, M. (Hrsg.), *Music and Medicine*. NewYork: Schumann.

Altschuler, Ira M. (1954):
"The Past, Present and Future of Music Therapy." In: E. Podolsky (ed.), *Music Therapy*. New York: Philosophical Library, pp. 24 – 36.

Ammon, Günther (Hrsg.) (1974a):
Gruppendynamik der Kreativität. München: Kindler.

Ammon, Günther (1974b):
"Kreativität und Ich-Entwicklung in der Gruppe."In: G. Ammon (Hrsg.), *Gruppendynamik der Kreativität*. München: Kindler, S. 12 ff.

Axline, Virginia M. (1969):
Play Therapy. New York: Ballantine Books.

Axline, Virginia M. (1971):
Dibs in Search of Self. New York: Ballantine Books.

Bachelard, Gaston (1964):
The Psychoanalysis of Fire. Boston: Beacon Press.

Bandura, A. (1969):
Principles of Behavior Modification. New York: Holt, Rinehart & Winston, Inc.

Barret, B. H. (1962):
"Reduction in Rate of Multiple Tics by Free Operant Conditioning Methods." *Journal of Nervous and Mental Disease*, 1, 35, pp. 187 – 195.

Bergerhoff, P und Timmermann, T. (1989):
"Musiktherapie bei Adipositas — ein Projektbericht". In: *Musiktherapeutische Umschau*, Bd. 10, Heft 3, S. 243 – 250.

Berne, Eric (1964):
Games People Play. Penguin Books Ltd.

Bolay, Hans-Volker (1985):
Musiktherapie als Hochschuldisziplin in der Bundesrepublik. Stuttgart und New York: G. Fischer/Bärenreiter.

Boller, Rainer (1985):
Musiktherapeut als Beruf. Anspruch und Wirklichkeit musiktherapeutischer Arbeit in der Bundesrepublik Deutschland. Stuttgart und New York: G. Fischer/Bärenreiter.

Boncourechliev, André (1967):
Robert Schumann in Selbstzeugnissen und Bilddokumenten. Reinbek bei Hamburg: Rowohlt.

Bonny, Helen L., and Walther Pahnke (1972):
"The Use of Music in Psychedelic (LSD) Psychotherapy." *Journal of Music Therapy*, IX (Summer) No. 2, pp.64 – 88.

Bonny, Helen L. (1978):
The Role of Taped Music Programs in the GIM Process. Theory and Product. GIM Monograph #2. Baltimore, Maryland: ICM Books.

Boxberger, Ruth (1963):
"History of the National Association for Music Therapy, Inc.". *Music Therapy, 1962*, Erwin H. Schneider (ed.), Lawrence, Kansas: The Allen Press, 1963, pp. 133 – 201.

Bruscia, Kenneth E. (1989):
Defining Music Therapy. Spring City, PA: Spring House Books.

Buber, Martin (1968):
Jeg og Du (Ich und Du). Oslo: J. W. Cappelens Forlag.

Bugental, J. F. T. (1963):
The Search for Authenticity — An Existential Analytic Approach to Psychotherapy.
New York: Holt, Rinehart and Winston, Inc.

Carroccio, Dennis F., and Carroccio, Beth B. (1972):
"Toward a Technology of Music Therapy." *Journal of Music Therapy,* IX, (Summer), No. 2, pp. 51 - 56.

Cooper, David (1970):
Psychiatry and Anti-Psychiatry. Paladin.

Cummings, John, and Cummings, Elaine (1962):
Ego and Milieu. New York: Atherton Press.

Decker-Voigt, Hans-Helmut(Hrsg.) (1983):
Handbuch Musiktherapie, Lilienthal/Bremen: Eres.

Decker-Voigt, Hans-Helmut (1988):
"Visionen zur Supervision. Ein didaktischer Beitrag zur Vorbereitung eines Ausbildungskonzept für Supervision mit musiktherapeutischer Feldkompetenz. In: Hörmann, Karl (Hrsg.), *Musik- und Tanztherapie,* Köln.

Dyreborg, Erling (1970):
En gjennomgang og kritisk vurdering av nyere empirisk-experimentelle undersøgelser, som belyser musikkens terapeutiske aspekter og virkninger, Nordisk Sommeruniversitet, København.

Eagle, Charles A. (1972):
A Review of Human Physiological Systems and Their Responses to Musical Stimuli. A paper presented at Annual Spring Workshop, Southeastern Conference for the NAMT, Inc., Thallahassee, Fla., May 12.

Ellis, D.S., and Brighouse, G. (1952):
"Effects of Music on Respiration and Heart Rate." *American Journal of Psychology,* 1952, 65, pp. 39 - 47.

Eschen, J. Th. (1975):
"Skizze einiger Aspekte musiktherapeutischer Gruppenarbeit in Form einer quasi improvisatorischen Darstellung höchst subjektiver Erfahrungen sowie in und mit ihnen entwickelter Konzepte." In: Decker-Voigt (Hrsg.),*Texte zur Musiktherapie.* Lilienthal/Bremen: Eres, S. 42 - 45.

Eschen, J. Th. (1979):
"Zur Abgrenzung von therapeutisch-orientierter Arbeit mit Musik in der Sozialpädagogik zur Musiktherapie." In: Finkel, K. (Hrsg.),*Handbuch Musik und Sozialpädagogik,* Regensburg, S. 513 - 514.

Eschen, J. Th. (1980):
"Zur Praxis der Einzel-Musiktherapie". In: *Musiktherapeutische Umschau,* Bd. 1, Heft 2, S. 141 ff.

Eschen, J. Th. (1983):
"Assoziative Improvisation". In: Decker-Voigt, H.-H. (Hrsg.),*Handbuch Musiktherapie.* Lilienthal/Bremen: Eres, S. 41 ff.

Eschen, J. Th. (1990):
"Lehrmusiktherapie". In: Decker-Voigt, H.-H. (Hrsg.), *Musik und Kommunikation, Hamburger Jahrbücher zur Musiktherapie, Sonderreihe Tagungsberichte Band 1.* Bremen-Lilienthal: Eres, S. 39–108.

Farnsworth, Paul R. (1969):
The Social Psychology of Music. Iowa: The Iowa State University Press.

Ferrara, Lawrence (1984):
"Phenomenology as a Tool for Musical Analysis". In: *Musical Quarterly,* Vol. LXX, No. 3, Summer, s. 355 - 373.

Foucault, Michel (1965):
Madness and Civilization. New York: Pantheon Books.

Freud, Anna (1979a):
Einführung in die Technik der Kinderanalyse. München: Kindler.

* ANHANG 1 * LITERATURVERZEICHNIS

Freud, Anna (1979b):
Das Ich und die Abwehrmechanismen. München: Kindler.
Freud, Sigmund (1900):
Die Traumdeutung. In: Studienausgabe Bd. 2. Reutlingen: S. Fischer.
Freud, Sigmund (1905):
Drei Abhandlungen zur Sexualtheorie. In: Studienausgabe Bd. 5 (Sexualleben) S. 37ff. Reutligen: S. Fischer.
Freud, Sigmund (1912-1913):
Totem und Tabu. In: Studienausgabe Bd. 9 (Fragen der Gesellschaft/Ursprünge der Religion), S. 287ff. Reutlingen: S. Fischer.
Freud, Sigmund (1914):
Der Moses des Michelangelo. In: Studienausgabe, Bd. 10 (Bildende Kunst und Literatur) S. 195ff, Reutlingen: S. Fischer
Freud, Sigmund (1930):
Das Unbehagen in der Kultur. In: Studienausgabe Bd. 9 (Fragen der Gesellschaft/Ursprünge der Religion), S. 191 - 270. Reutlingen: S. Fischer.
Freud, Sigmund (1960):
Group Psychology and the Analysis of the Ego. New York; Bantam Books, Inc.
Freud, Sigmund (1967):
Beyond the Pleasure Principle. New York: Bantam Books, Inc.
Freud, Sigmund (1964):
The Future of an Illusion. New York: Doubleday and Company, Inc., Anchor Books.
Freud, Sigmund (1962):
The Ego and the Id. New York: W. W. Norton & Company, Inc.
Frohne-Hagemann, Isabelle (Hrsg.)(1990):
Musik und Gestalt. Klinische Musiktherapie als integrative Psychotherapie. Paderborn: Junfermann.
Gaston, E.T. (ed.) (1968):
Music in Therapy. New York: The Macmillan Company.
Gerwirtz, Herbert (1964):
"Music Therapy as a Form of Supportive Psychotherapy with Children." *Journal of Music Therapy,* June, No 2, pp. 61 - 66.
Goffman, Erving (1961):
Asylums — Essays on the Social Situation of Mental Patients and other Inmates. New York: Doubleday & Company, Anchor Books.
Goldstein, Lingas and Sheafor (1965):
"Interpretive or Creative Movements as a Sublimation Tool in Music Therapy." *Journal of Music Therapy,* II March, No. 2, pp. 8 - 11.
Graf, Max (1911):
Aus der inneren Werkstatt des Musikers. Stuttgart.
Gray, R.M. (1955):
The pilomotor reflex in response to music. Unpublished Master's Thesis, Univ. of Kansas.
Green, R. J.; Hoats, D. L.; and Hornick, A.J. (1970):
"A New Technique for Behavior Modification." *Psychological Record,* XX,. pp. 107 - 109.
Grissau, Barbara (1990):
"Der Analytiker und sein Patient". Ein Plädoyer für die sprachliche Sensibilisierung gegenüber der Geschlechterdifferenz innerhalb der Psychoanalyse. *PSYCHE* 44. Jahrgang, Heft 4, S. 356 - 365.
Haugsgjerd, S. (1970):
Nytt Perspektiv på psykiatrien, Oslo: Pax Forlag A/S.
Hegi, Fritz (1988):
Improvisation und Musiktherapie. Möglichkeiten und Wirkungen von freier Musik. Paderborn: Junfermann.

Henkin, R. I. (1957):
"The Prediction of Behavioral Response Patterns to Music." *Journal of Psychology,* XLIV, pp. 111–127.

Hilgard, E. R. und R. C. Atkinson (1967):
Introduction to Psychology. New York: Harcourt, Brace & World, Inc. 4th edition.

Husband, R. W. (1934):
"The Effects of Musical Rhythms and Pure Rhythms on Bodily Sway." *Journal of General Psychology,* XI, pp. 238 – 336.

Jackson, Michael (1988):
Moonwalk. München: Goldmann.

Jensen, Hans Siggaard (1982):
"Musiktherapie und Positivismus. In: *Musiktherapeutische Umschau* Bd. 3 heft 3, S. 161 – 167.

Jensen, Hans Siggaard (1986):
"Music and Health in the Postmodern Society". In: E. Ruud (ed.) *Music and Health,* Oslo: Norsk Musikforlag A/S, pp. 177 – 187.

Johanson, A., und Johanson, M. (1971):
"Teknologi, Humanism och Lebenswelt." *Psykologi och Praxis,* Stockholm: Bo Cavefors Bokförlag, pp. 11 – 57.

Johnsen, Janet M., and Philips, Linda L. (1971):
"Affecting the Behavior of Retarded Children with Music." *Music Educators Journal,* LVII, no 7, pp. 45 – 46.

Jones, Ernest (1953):
The Life and Work of Sigmund Freud, New York: Basic Books.

Jorgenson, Helen (1971):
"Effects of Contingent Preferred Music in Reducing Two Stereotyped Behaviors." *Journal of Music Therapy,* VII, pp. 139 – 145.

Jorgenson, Helen and Parnell, M.K. (1970):
"Modifying Social Behaviors of Mentally Retarded Children in Music Activities." *Journal of Music Therapy,* VII, pp. 77 – 83.

Jourard, Sidney M. (1964):
The Transparent Self. New York: Van Norstrand Reinhold Company.

Jourard, Sidney M. (1968):
Disclosing Man to Himself. New York: Van Norstrand Reinhold Company, Ltd.

Jung, C. G. (1967):
Die transzendente Funktion. Ges. W. VIII, Zürich.

Kenny, Carolyn B. (1987):
The Field of Play: Theoretical Study of Music Therapy Process. Doctorial Dissertation, The Fielding Institute.

Kenny, Carolyn (1989)
The Field of Play: A Guide for the Theory and Practice of Music Therapy. Atascadero, Cal.: Ridgeview Publishing Company.

Klausmeier, F. (1978):
Die Lust, sich musikalisch auszudrücken. Reinbek bei Hamburg: Rowohlt.

Klausmeier, F. (1984):
"Der psychische Primärprozess und die musikalische Interpretation." In: *Musiktherapeutische Umschau,* 5, 115 – 129.

Koch, Egmont R. (1978):
Chirurgie der Seele. Operative Umpolung der Verhaltens. Frankfurt a. M.: Fischer.

Kohler, Christa (Hrsg.) (1971):
Musiktherapie. Jena: VEB Gustav Fischer Verlag.

Kris, E. (1952):
Psychoanalytical Explorations in Art. New York.

Kümmel, W. F. (1977): *Musik und Medizin, Ihre Wechselbeziehungen in Theorie und Praxis von 800 bis 1800.* Freiburg/München: Verlag Karl Alber.

* ANHANG 1 * LITERATURVERZEICHNIS

Kuhn, Thomas S. (1978):
Die Struktur wissenschaftliche Revolutionen. Frankfurt a. M: Suhrkamp.
Kvale, Steinar (1971):
"Fenomenologi og experimentelll psykologi".Johanson and Johanson (ed.), *Psykologi och Praxis,.* Stockholm: Bo Cavefors Bokförlag, pp. 108 - 127.
Laing, R.D. (1967):
The Politics of Experience and the Bird of Paradise. Harmondsworth: Penguin Books Ltd.
Laing, R.D. (1960):
The Divided Self. London: Tavistock Publications.
Laing, R.D. (1961):
Self and Others. New York: Pantheon Books.
Laing, R. D. and Esterson, A. (1964):
Sanity, Madness and the Family. London: Penguin Books, Ltd.
Langenberg, Mechthild (1988):
Vom Handeln zum Be-Handeln. Darstellung besonderer Merkmale der musiktherapeutischen Behandlungssituation im Zusammenhang mit der freien Improvisation. Stuttgart: G. Fischer.
Langer, Susanne K. (1984):
Philosophie auf neuem Wege. Das Symbol im Denken, im Ritus und in der Kunst. Frankfurt/Main: Fischer Wissenschaft.
Loos, Gertrud (1985):
Spiel-Räume. Musiktherapie mit einer Magersüchtigen und anderen frühgestörten Patienten. Stuttgart: G. Fischer.
Lorenzer, Alfred (1972):
Zur Begründung einer materialistischen Sozialisationstheorie. Frankfurth/Main: Suhrkamp.
Lorenzer, Alfred (1973):
Sprachzerstörung und Rekonstruktion. Frankfurt/Main: Suhrkamp.
Madsen, C.; Madsen, C; and Cotter, V. (1968):
"A Behavioral Approach to Music Therapy." *Journal of Music Therapy*, V September, No. 3, pp. 69 - 72.
Madsen C. K., and Madsen, C.H., Jr. (1970):
Experimental Research in Music. Englewood Cliffs, N.J.: Prentice Hall, Inc.
Madsen, C. K.; Greer, D.R.; and Madsen C. H. (eds.) (1972):
Research in Music Behavior. Unpublished Manuscript, Florida State University.
Mahns, Beate (1985):
"Musik bei geistig Behinderten zwischen Beschäftigung und Therapie." In: *Musiktherapeutische Umschau* Bd. 6, Heft 2, S. 147 - 161.
Mahns, Beate (1989):
Musiktherapeutische Zugänge bei Interaktionsstörungen von Kindern und Jugendlichen. Bestandsaufnahme und Versuch einer Neuorientierung. Hamburg. Unveröffentlichtes Manuskript.
Mahns, Wolfgang (1983):
The Concept of Music in Music Therapy. Unpublished Paper for 3rd. International Symposium in Music, Medicine, Education and Therapy for the Handicapped. Ebeltoft-Århus (DK).
Mahns, Wolfgang (1984):
"Das Musikkonzept in der Musiktherapie." In: *Musiktherapeutische Umschau* Bd. 5, Heft 4, S. 295 - 305.
Mahns, Wolfgang (1987a):
"Zur Praxis der musiktherapeutischen Einzelbehandlung in der Sonderschule. " In: Decker-Voigt, H.-H. (Hrsg.), *Musik und Kommunikation. Hamburger Jahrbuch zur Musiktherapie und intermodalen Medientherapie.* Lilienthal/Bremen: Eres, S. 11 - 34.

Mahns, Wolfgang/Juhl, Reiner (1986):
"Therapeutischer Musikunterricht mit Lernbehinderten — Theorie, Konzept und Praxis." In: *Musiktherapeutische Umschau*, Bd. 7, Heft 1, S. 8 - 24.

Mahns, Wolfgang (1988):
"Persönliches Lernen in der Musiktherapie-Ausbildung". In: Decker-Voigt, H.-H. (Hrsg.), *Zur Wechselbeziehung zwischen persönlichem Menschenbild und den eigenen musiktherapeutischen Handeln. Hamburger Jahrbuch zur Musiktherapie und intermodalen Medientherapie* Bd. 2, Bremen/Lilienthal: Eres, S. 141–153.

Mahns, Wolfgang (1990):
"Die musiktherapeutische Behandlung eines achtjährigen mutistischen Kindes." In: Frohne-Hagemann, Isabelle (Hrsg.), *Musik und Gestalt*. Paderborn: Junfermann, S. 335 - 362.

Malcolm, Norman (1964):
"Behaviorism as a Philosophy of Psychology." In: *Behaviorism and Phenomenology*. Chicago: The University of Chicago Press, 1964, pp. 141 - 155.

Maslow, Abraham H. (1969):
The Psychology of Science. Chicago: Henry Regnery Company.

Maslow, Abraham H. (1970):
Religion, Values, and Peak-Experiences. New York: The Viking Press.

Maslow, Abraham (1981):
Psychologie des Seins. München: Kindler.

May, Rollo; Angel Ernest; and Ellenberger, Henri F. (1958):
Existence — A New Dimension in Psychology and Psychiatry. New York: Basic Books, Inc.

May, Rollo (ed.) (1961):
Existential Psychology. New York: Random House.

McLaughlin, T. (1970):
Music & Communication. London: Faber & Faber.

Meyer, Leonard B. (1956):
Emotion and Meaning in Music. Chicago: The University of Chicago Press.

Michel, D. E. (1959):
"A Survey of 375 Cases in Music Therapy at a Mental Hospital". In.: E. Schneider (ed.),*Music Therapy*, 1958. Lawrence, Kansas: The Allen Press.

Michel, D.E. and Martin, D. (1970):
"Music and Self-Esteem Research with Disadvantaged Problem Boys in an Elementary School." *Journal of Music Therapy*, VII (Winter), No 4, pp. 124 - 128.

Michel, D. E. (1984):
"Die Effekte von Musiktherapie bei asthmakranken Kindern - Schützende Atem - und Entspannungstechniken". In: *Musiktherapeutische Umschau* Bd. 5, Heft 4. Stuttgart: Gustav Fischer, S. 289 - 294.

Montani, A. (1945):
"Psychoanalysis of Music." In: *Psychoanalytical Review*, 32, S. 225 - 227.

Moog, Helmut (1978):
"Transfereffekte der Musizierens auf sprachliche Leistungen, Lesen und Rechtschreiben, aufgewiesen bei Sprach- und Lernbehinderten". In: *Musik und Bildung*, 10, S. 385 - 391.

Moog, Helmuth (Hrsg.) (1988):
Musik bei Behinderten. Studien zur Musik, Bd. 2, Frankfurt a. M.: Verlag Peter Lang.

Moustakas, Clark E. (1970):
Psychotherapy with Children — The Living Relationship. New York: Ballantine Books.

Munro, Susan (1984):
Music Therapy in Palliative Care. St. Louis: Magnamusic-Baton.

* ANHANG 1 * LITERATURVERZEICHNIS

Myschker, Norbert (1972):
"Schulleistungsentlastende und leistungsmotivierende Methoden in Erziehung und Unterricht verhaltensgestörter Kinder — Zum Beispiel: Musikmalen". In: *Praxis der Kinderpsychologie und Kinderpsychiatrie*, S. 62 ff.

Myschker, Norbert (1989):
"Kunst- und musiktherapeutische Förderung von Kindern und Jugendlichen mit Verhaltensstörungen". In: Goetze, H. Neukäter H. (Hrsg.),*Handbuch der Sonderpädagogik*, Bd. 6, Pädagogik bei Verhaltensstörungen, Berlin (im Druck), S, 653 – 690

Möller, H. - J. (1971):
Musik gegen "Wahnsinn". Stuttgart: J. Fink Verlag.

Niedecken, Dietmut (1988):
Einsätze. Material und Beziehungsfigur im musikalischen Produzieren. Hamburg: VSA.

Niedecken, Dietmut (1989):
Namenlos. Geistig Behinderte verstehen. München, Zürich: Piper.

Nordoff, Paul and Robbins, Clive (1965):
Music Therapy for Handicapped Children. Lebanon, Pa.: Rudolf Steiner Publication, Inc.

Nordoff, Paul and Robbins, Clive (1971a):
Music Therapy in Special Education. New York: The John Day Company.

Nordoff, Paul, and Robbins, Clive (1971b):
Therapy in Music for Handicapped Children. London: Victor Gollanz, Ltd. (dtsch.: *Musik als Therapie für behinderte Kinder*, Stuttgart, Klett)

Nordoff, Paul and Robbins, Clive (1977):
Creative Music Therapy. New York: The John Day Company. (dtsch.: *Schöpferische Musiktherapie*, Stuttgart 1986, Fischer/Bärenreiter).

Nordoff, Paul:
Comments in *Øivind kan slå på tromme*. A movie made by the NRK (Norwegian Broadcasting System).

Noy, Pinchas (1966):
"The Psychodynaimc Meaning of Music — Part I ." *Journal of Music Therapy* III December, No. 4, pp. 126 – 135.

Noy, Pinchas (1967a):
"The Psychodynamic Meaning of Music — Part II". *Journal of Music Therapy*, IV, March, No 4, pp. 126 – 135.

Noy, Pinchas (1967b):
"The Psychodynamic Meaning of Music — Part III". *Journal of Music Therapy*, IV June, No. 2, pp. 45 – 52.

Noy, Pinchas (1967c):
"The Psychodynamic Meaning of Music — Part IV". *Journal of Music Therapy*, IV September, No. 3, pp. 81 – 95.

Noy, Pinchas (1967d):
"The Psychodynamic Meaning of Music — Part V". *Journal of Music Therapy*, IV December, No. 4. pp. 117 – 126.

Nitzschke, Bernd (1984):
"Frühe Formen des Dialogs, Musikalisches Erleben — Psychoanalytische Reflexion". In: *Musiktherapeutische Umschau* Bd. 5, Heft 3, S. 167 – 187.

Nygaard-Pedersen, I. und B. Barth-Scheiby (1988):
"Intermusiktherapie innerhalb der Ausbildung. In: *Musiktherapeutische Umschau*, Band 9, Heft 2, S. 140 – 162.

Palmowski, Winfried (1983a):
"Die empirische Überprüfbarkeit der Musiktherapie". In: H.-H. Decker-Voigt (Hrsg.) *Handbuch Musiktherapie*, Lilienthal/Bremen; Eres, S. 227 ff.

Palmowski, Winfried (1983b):
"Musiktherapie und Lerntheorie". In: H. -H. Decker-Voigt (Hrsg.) *Handbuch Musiktherapie.*, S, 229 ff.

* META-MUSIKTHERAPIE

Palmowski, Winfried (1983c)
"Musiktherapie und Verhaltenstherapie". In: H. - H. Decker-Voigt (Hrsg.),*Handbuch Musiktherapie*, S. 229ff.
Pekrun, Reinhard (1985):
"Musik und Emotion". In: Bruhn, Oerter, Rösing (Hrsg.), *Musikpsychologie*. München, S. 180 - 188.
Perls, F.; Hefferline, R.F.; and Goodman, P. (1951):
Gestalt Therapy - Excitement and Growth in the Human Personality. New York: Dell Publishing Company, Inc.
Pochat, Götz (1983):
Der Symbolbegriff in der Ästhetik und Kunstwissenschaft. Köln: DuMont.
Ponath, L.H., and Bitcon, Carol H. (1972):
"A Behavioral Analysis of Orff-Schulwerk."*Journal of Music Therapy*, IX (Summer), No. 2, pp. 56 - 64.
Priestley, Mary (1982):
Musiktherapeutische Erfahrungen. Stuttgart: G. Fischer.
Priestley, Mary (1983):
Analytische Musiktherapie, Vorlesungen am Gemeinschaftskrankenhaus Herdecke. Stuttgart: G. Fischer.
Rauhe, Hermann (1977):
"Grundlagen der Antriebsförderung durch Musik. Ein Beitrag zur musikalischen Wirkungsforschung". In: *Therapie der Gegenwart*, Heft 10, Oktober. (Urban & Schwarzenberg)
Rauhe, Hermann (1986):
"Interdisziplinäre Grundfragen der musikalischen und therapeutischen Wirkungsforschung." In: Hörmann, K. (Hrsg.), *Musik- und Kunsttherapie*. Regensburg: Bosse. Band 1 der Reihe "Musik im Diskurs".
Reik, Theodor (1928):
"Das Schofar (Das Widderhorn)". In: *Das Ritual*. Imago-Bücher XI, Internat. Psychoanal. Verlag, Wien, S. 201 - 230.
Reik, Theodor (1953):
The Haunting Melody. New York: Farrar, Straus, Young.
Reimer, Bennet (1970):
A Philosophy of Music Education. Englewood Cliffs, N. J.: Prentice-Hall, Inc.
Reißenberger, Karin (1975):
"Aus der Praxis berichtet: Musiktherapie für behinderte Kinder. In: *Musik und Medizin*, Heft 10, S. 39 - 43.
Rett, Andreas (1973):
"Musiktherapie bei entwicklungsgestörten Kindern". In: Pahlen, Kurt (Hrsg.) *Musiktherapie*. München: Heyne, S. 184 - 188.
Rett, A. und Wesecky, A. (1975):
"Musiktherapie bei hirngeschädigten, entwicklungsgestörten Kindern". In: Harrer, G. (Hrsg.), *Grundlagen der Musiktherapie und Musikpsychologie*. Stuttgart: Fischer, S. 187 - 194.
Revers, W.J. (1975):
"Das Problem der Interpretation bei polygraphischen Untersuchungen des Musikerlebens". *Grundlagen der Musiktherapie und Musikpsychologie*. Harrer (ed.) Stuttgart: Fischer Verlag.
Rieff, Philip (1961):
Freud: The Mind of the Moralist. New York: Doubleday Company, Inc.
Rogers, Carl. (1964):
"Toward A Science of the Person." In: *Behaviorism and Phenomenology*. Chicago: The University of Chicago Press. T.W. Wann (ed.), 1964.

* ANHANG 1 * LITERATURVERZEICHNIS

Ruitenbeek, H. (1962):
"Some Aspects of the Encounter of Psychoanalysis and Existential Philosophy." In: H. Ruitenbeek (ed.),*Psychoanalysis and Existential Philosophy*. New York: E.P. Dutton & Company, Inc.

Ruppenthal, Wayne (1965):
"Scribbling in Music Therapy." *Journal of Music Therapy*, II (March), No 2, pp. 8 - 11.

Ruud, Even (1980):
Music Therapy and its Relationship to Current Treatment Theories. St.Louis: Magnamusic-Baton, Inc.

Ruud, Even (ed.) (1986):
Music and Health. Oslo: Norsk Musikforlag A/S.

Ruud, Even (1986):
"Music as Communication — a Perspective from Semiotics and Communication Theory". In: E. Ruud (Ed.), *Music and Health*. Oslo: Norsk Musikforlag.

Ruud, Even (1987):
Musikk som kommunikasjon og samhandling. Insitutt for Musikkvitenskap, Universitetet i Oslo.

Ruud, Even (1988):
Musikk for øyet. Om musikkvideo. Oslo: Gyldendal Norsk Forlag.

Ruud, Even (1988):
"Music Therapy: Health Profession or Cultural Movement?" *Music Therapy*, Vol. 7, No. 1, pp. 34 - 38.

Ruud, Even (1988):
"Der improvisierende Mensch". In: Decker-Voigt (hrsg.), *Musik und Kommunikation*. Lilienthal Bremen: Eres, S. 202 - 211.

Ruud, Even (1989):
"Musique, communication et identite". In: *Forte*, 3, S. 3 - 9.

Ruud, Even (1989b)
"Musica come comunicazione". In *Bollettino Semestrale D'Informazione* n. 1 - 2, S. 11 - 15.

Ruud, Even (1990):
Musikk som kommunikasjon og samhandling. Teoretiske perspektiv på musikkterapien. Oslo: Solum Forlag.

Ruud, Even (1990b):
Caminhos da musicoterapia. São Paolo: Summus Editorial

Ruud, Even (1990c):
Music, Communication and Improvisation. Speech presented at the 6th. World Congress of Music Therapy, Rio de Janeiro.

Ruud, Even (1990d)
A Phenomenological Approach to Improvisation in Music Therapy. A Research Method. Paper presented at a workshop, 6th World Congress of Music Therapy, Rio de Janeiro.

Sadler, William A. (1969):
Existence and Love — A New Approach in Existential Phenomenology. New York: Charles Scribner's Sons.

Salber, Wilhelm (1960):
"Qualitative Methoden der Persönlichkeitsforschung". In: *Handbuch der Psychologie* Bd. 4, Göttingen.

Salber, Wilhelm (1965):
Morphologie des seelischen Geschehens. Ratingen.

Salber, Wilhelm (1977):
Kunst — Psychologie — Behandlung. Bonn.

Sartre, J.P. (1953):
Existential Psychoanalysis. Chicago: Henry Regnery Company.

Schäfer, Magdalene (1976):
"Musiktherapie als Heilpädagogik bei verhaltensauffälligen Kindern."
(*Psychoanalytische Verfahren in der Pädagogik*, Bd. 1.) Frankfurt/Main:
Fachbuchhandlung für Psychologie.

Scheff, Thomas (1966):
Being Mentally Ill: A Sociological Theory. Chicago: Aldine.

Schumacher, R. (1982):
Die Musik in der Psychiatrie des 19. Jahrhunderts. Bern: Peter Lang.

Schumann, Claudia (1982):
Musiktherapie und Psychoanalyse. Freiburg: Gehrmann.

Schütz, Volker (1987):
"Michael Jackson: Bad." In: *Populäre Musik im Unterricht*, Heft 20, Dez. 1987, S. 3 – 9.

Schwabe, Christoph (1979):
Regulative Musiktherapie. Stuttgart: Gustav Fischer Verlag.

Sears, W.W. (1957):
"The Effects of Music on Muscle Tonus." In: E. Gaston (ed.), *Music Therapy*, 1957,
Lawrence Kansas: The Allen Press.

Sears, W.W. (1968):
"Processes in Music Therapy." *Music in Therapy*. New York: The Macmillan Company,
E. Gaston (ed.), pp. 30 – 47.

Severin, Frank T. (ed.) (1965):
Humanistic Viewpoints in Psychology. New York: McGraw-Hill Book Company.

Shrift, D. (1955):
"Galvanic Skin Responses to Two Contrasting Types of Music." *Bulletin of National
Association of Music Therapy*, No. 4, pp. 5 – 6.

Slaughter, F. E. (1954):
"The Effects of Musical Stimuli on Normal and Abnormal Subjects as Indicated by
Pupillary Reflexes." *Music Therapy*, 1953, Lawrence Kansas: The Allen Press.

Spintge, Ralph (1985):
"Some neuroendocrinological effects of so-called "anxiolytic" music". *Privacy of Sound*.
Strasbourg: Counsil of Europe.

Spitzer, S. P., and Denzin, N. K.(eds.) (1968):
The Mental Patient: Studies in the Sociology of Deviance. New York: McGraw-Hill
Book Company.

Steele, Ann L. (1967):
"Effects of Social Reinforcement on the Musical Preference of Mentally Retarded
Children." *Journal of Music Therapy*, IV, pp. 57 – 62.

Steele, Ann L. (1968):
"Programmed Use of Music to Alter Uncooperative Problem Behavior." *Journal of
Music Therapy*, V December, No. 4, pp. 103 – 108.

Steele, Ann L. and Jorgenson, Helen A. (1971):
"Music Therapy: An Effective Solution to Problems in Related Disciplines." *Journal of
Music Therapy*, VIII, Winter, pp. 131 – 139.

Stefani, Gino (1989):
"Cultura musicale per la pace". In *Musica con coscienza*. Milano: Edizioni Paoline.
pp. 99 – 121.

Stössel, Jürgen (1973):
Verordnete Anpassung. München: Piper.

Streich, Hildemarie (1980):
"Musik im Traum." In *Musiktherapeutische Umschau*, Bd. 1, Heft 2. S. 141 ff.

Strobel, W. und Huppmann, G. (1978):
Musiktherapie, Grundlagen — Form — Möglichkeiten. Göttingen: Verlag für
Psychologie. Dr. C. J. Hogrefe.

Summer, Lisa (1988):
Guided Imagery and Music in the Institutional Setting. St. Louis: Magnamusic-Baton.

* ANHANG 1 * LITERATURVERZEICHNIS

Szasz, Thomas S. (1961):
The Myth of Mental Illness. New York: Harper and Row.
Taylor, I. A., and Paperte, F. (1958):
"Current Theory and Research in the Effects of Music on Human Behavior." *Journal of Aesthetic Art Quarterly,* No. 17, pp. 251 - 258.
Teichmann-Mackenroth, Ole (1983):
"Zum exploratorischen Charakter der Musiktherapie — Gedanken zur Erforschung unbewußter oder noch nicht bewußter psychischer Zusammenhänge." In: *Musiktherapeutische Umschau* Bd. 4, Heft 2, S. 83 - 94.
Tischler, Björn (1983):
Musik bei neurosegefährdeten Schülern. Begründung und empirische Überprüfung eines Therapieprogramms. Dortmunder Beiträge zur Musik in der Sonderpädagogik. Regensburg: Bosse.
Tranøy, Knut, and Hellesnes, Jon (1968):
Filosofi i vår tid. Oslo: Pax Forlag A.S.
Trapp, Jürgen (1975):
Versuche einer hermeneutischen Kategorienklärung am "Werk-Begriff". Hausarbeit zur 1. Staatsprüfung für das Lehramt am Gymnasien. Hamburg. Unveröffentlicht.
Tüpker, Rosemarie und Weymann, Eckhard (1981):
Orientierungen zur Morphologie von Musik und Behandlung. Abschlußarbeit Herdecke (unveröffentlicht).
Tüpker, Rosemarie (1988):
Ich singe was ich nicht sagen kann. Zu einer morphologischen Grundlegung der Musiktherapie. Regensburg: Gustav Bosse Verlag.
Ullman, Leonard P., and Krasner, L. (1965):
Case Studies in Behavior Modification. New York: Holt, Rinehart and Winston.
Unkefer, Robert F. (1968):
"Music Therapy for Adults with Behavior Disorders." In: E. Gaston (ed.), *Music in Therapy.* New York: The Macmillan Company. pp. 231 - 238.
Voigt, Angela (1981):
Musiktherapeutische Praxis. Dokumentation zum gegenwärtigen Stand unter besonderer Berücksichtigung der Situation in West-Europa. Frankfurt a. M. : Verlag des Paritätischen Bildungswerkes.
Vorel, Waltraud (1984):
"Musiktherapie in der Familientherapie." In: *Musiktherapeutische Umschau* Bd. 5, Heft 3, S. 207 - 223.
Walker, John B. (1970):
The Use of Music as an Aid in Developing Functional Speech in the Institutionalized Mentally Retarded. Unpublished Master's Thesis, Florida State University.
Wallach, M. A., and Greenberg, C. (1960):
"Personality Functions of Symbolic Sexual Arousal to Music." *Psychological Monograph,* No. 74.
Walters, L. (1954):
"How Music Produces Effects on the Brain and Mind." In: *Music Therapy,* New York: Philosophical Libraries, E. Podolsky (ed.).
Wang, Richard P. (1968):
"Psychoanalytic Theories and Music Therapy Practice." *Journal of Music Therapy,* V December, No. 4, pp. 114 - 117.
Weidenfeller, E. W., and Zimny, G.H. (1962):
"Effects of Music upon GSR of Depressive and Schizophrenics." *Journal of Abnormal and Social Psychology,* No. 64, pp. 307 - 312.

Wesecky, Albertine (1973):
Möglichkeiten und Grenzen einer intellektuellen Förderung und prophylaktischen Behandllung hirngeschädigter Kinder. Forschungsarbeit im Auftrag des Ludwig-Boltzmann-Instituts, Wien.

Weymann, Eckhard (1990):
"Anzeichen des Neuen. Improvisieren als Erkenntnismittel und als Gegenstand der Forschung". In: Frohne-Hagemann, Isabelle (Hrsg), *Musik & Gestalt.* Paderborn: Junfermann.

Weymann, Eckhard (1990)
"Kunstanaloges Vorgehen in der Musiktherapie". In: Frohne-Hagemann, Isabelle (Hrsg.), *Musik & Gestalt.* Paderborn: Junfermann.

Willert, Søren (1971):
"Psykologi og selvforståelse". In:Johanson & Johanson (eds.),*Psykologi og Praxis.* Stockholm: Bo Cavefors Bokforlag,

Willms, Harm (1975):
"Musiktherapie bei psychotischen Erkrankungen." In: G. Harrer (Hrsg.) *Grundlagen der Musiktherapie und Musikpsychologie.* Jena: Fischer. S. 195 ff.

Willms, Harm (1977):
Musik und Entspannung. Stuttgart: Gustav Fischer.

Wolpe, J. (1969):
The Practice of Behavior Therapy. New York: Pergamon Press.

Wright, Peter, and Priestley, Mary (1972):
"Analytical Music Therapy." *British Journal of Music Therapy*, III Summer, No. 2, pp. 20 – 25.

2. SACHREGISTER

A
Absolutismus 53
Abwehrfunktionen 64
Abwehrleistungen 71
Abwehrmechanismen 54
abweichendes Verhalten 34
adipös 95
adjuvantische Psychotherapie 64
Affektenlehre 22
Aggressionsabbau 84
aggressive Verhaltensweisen 82
aktive Musiktherapie 11
aktivierende Musik 51
Akustik 130
akustische Reize 86
Alkoholkranke 9
allopathisch 22
altgriechische Heilkunst 22
Ambivalenz-Phänomene 50
ambulante Versorgung 37
Amerikanische Gesellschaft für Humanistische Psychologie 100
Analyse 122
analytische Musiktherapie 9, 10, 52, 55, 65, 66, 69, 70, 73, 136
Angst 62, 104
Angstneurose 55
Anpassung 139
anthropologische Phantasie 147
anthroposophische Musiktherapie 9
apokalyptische Visionen 147
Assoziationspsychologie 90
assoziativen Improvisation 52, 67, 71
assoziative Spiele 65
Ästhetik 115, 142
ästhetische Vorlust 60
asthmakrank 95
aufgabenorientierte Lernsituationen 84
Aufmerksamkeit 86
Ausbildung 74
Ausbildungsordnungen 9
Ausbildungspläne 11
Ausdruck 117
Ausdruck von Konflikten 61
Ausdrucksform 19
Ausdrucksmittel 11
Auseinandersetzung mit der äußeren Natur 63
außermusikalische Ereignisse 42
autistische Patienten 61
autoerotisches Wohlbehagen 60
autonomes Nervensystem 137
aversiver Stimulus 85

B
Balintgruppe 75
Bearbeitung von Konfliktgeschehen 114
Bedeutung der Improvisation 117
Bedeutung von Kunst 53
bedingter Stimulus 85
Bedürfnislage 57
Behandlungsmodell 12
Behandlungsphilosophien 12
Behaviorismus 89, 94, 103
behavioristische Methoden 79
behinderte Kinder 122
Behinderung 21
Belohnung 84, 139
Beobachtungsmethode 83
Berufs- und Interessensverbände 7
Berufsbild Musiktherapie 15
berufspolitische Aufgaben 8
beruhigende Musik 51
Beschreibung von Musik 117
Beweglichkeit 146
Bewegungsfiguren 72
Bewußtheit 147
Bewußtsein 92, 105
Beziehung von Methoden und Zielen 92
Beziehungsfiguren 72
Beziehungsprobleme 73
Beziehungsrondo 67
Beziehungstherapie 108
Bilder 84
Bildung von Symbolen 138
biochemisches Gleichgewicht 30
Biografie von Komponisten 57
Biologie 137
biologistisches Menschenbild 138
Blinde 9, 85

C
Cannon-Bard Theory of Emotion 40
chakra 141
Codes 117
Container 66

D
Dasein 106
Daseinsanalyse 107
Day-Care Centers 37
decodiert 139
definiert 11
Definitionen von Musiktherapie 18
Denken 55, 70
Denkprozesse 143
depressive Patienten 31
Desensibilisierung 79
deutsche Kinderlieder 49
Deutung 70
Devianz 34
diagnosespezifisch 20
diagnostisches Hilfsmittel 20
Diagnose 20, 110, 122
Diagnose musikalischer Improvisationsweisen 115
dialektisches Verhältnis 126
dialektisches Geschehen 140
dialogzentrierte Verfahren 141
dirigieren 56
Double-Bind-Theorie 32
Draußen-Sein 146
Drinnen-Sein 146
dritte Kraft 100
Drogeneinfluß 39
DUDEN 15

E
Echo-Gegenübertragung 66, 67
Effektivität von Musik 137
Ego 60, 61, 105
Eigenschaften der Musiksprache 47
Einheit in der Vielfalt 54
Einheitsparadigma 137
Einhüllung 63
Einsamkeit 102, 104
Einsicht 64
Einzelmusiktherapie 67, 73, 74
Elektroschock 30
emotionale Investition 66
emotionale Selbstverwirklichung 66
Empathie 72
Empiriker 90
empirische Forschung 87
empirische Wissenschaft 97
energetisches Prinzip 68
energetisch 62
Energie 27
Energiezentren 141
Entfremdung 104
Entspannungstechniken 113
Entstehung der musikalischen Sprache 48
Entwicklungspsychologie des musikalischen Ausdrucks 57
Epidaurus 22
Erfolge 80
erfolgreich 94
Erklärungsmodelle 140
Eros 54
Es 71, 111
Es-Musik 62
esoterisch 27
Esperanto 53

* META-MUSIKTHERAPIE

Eßverhalten 95
ethnologische Vorstellungen über Musik 43
Evaluation 19, 110
Existenzialismus 120
existenzialistisch-phänomenologische Theorie 44
existenzialistisches Menschenbild 92
Existenzphilosophie 35
experimentelle, kontrollierte Untersuchungen 119
experimentelle Wirkungsforschung 86
exploratorisch 67
Expressionismus 53

F
Falsifikation 130
Fingermalen 84
Fokussierung 67, 95
Formbildungen 52, 119
Formen 54, 81
Forschungsgruppe zur Morphologie der Musiktherapie 118
freie Assoziation 61
Frühlings-Symphonie 57

G
ganzheitliches Menschenbild 116
Gedächtnisengramme 146
Gedächtnisleistungen 87
Gegen-Konditionierung 79
Gegenübertragung 66
Gehirnhälften und Musikerleben 140
Gehirnzentren 40
Geisteskrankheit 43
Geistigbehinderte 9, 31, 67, 83
Gemeindepsychiatrie 37
Geriatrie-PatientInnen 9
Geschichte von Lernprozessen 132
Gesellschaft 138, 147
gesellschaftskritisch 20
Gesellschaftssystem 42
GestaltpsychologInnen 90
Gestalttherapie 107
Gesundheit 19, 25
Gesundheitswesen 12
Grenzerfahrung 112
Großhirnrinde 40
Grundfragen 94
Grundlagenforschung 80
Grundton-Bereitschaft 86
Gruppenarrangement 122
Gruppendynamik 69
Gruppenimprovisation 72
Gruppenmusiktherapie 74

H
handelndes Ich 146
handelnde Instanz 140
Harmonie 50
Heilfaktoren der Musik 30
Heilkraft 19
Heilpädagogik 14
heilpädagogisch 86
hermeneutische Ansätze 118
Hier und Jetzt 131
Hier-und-Jetzt-Erleben 115
Hirnaktivitäten 41
Hirnfunktionen 40
hirngeschädigte entwicklungsgestörte Kindern 86
Hirngeschädigte 79, 88
Hirnschädigung 33
hochschuldidaktisch 9
holistisch 24
Homo Natura 69
Homöostase 68, 103
Hörerwartung 52
Hörvorgang 117
Hörzentrum 40
humanistische Psychologie 12, 20, 141
Humoral-Pathologie 22

I
Iaktationen 85
Ich 62, 71, 111
Ich und Du 93
Ich-Aktivität 63, 71
ich-bezogenes Verhalten 82
Ich-Du-Beziehung 106
Ich-Funktion 62
Ich-Musik 62
Ich-Psychologie 60, 65, 70
Ich-Stärkung 64
Ich-Struktur 64, 67
Ich-Synthese 65
idealistische Idee 19
idealistische Philosophie 130
idealistisches Gedankengut 21
Identifikation mit dem Aggressor 58
identifikatorische Prozesse 59
Identität 104
Imagination 113
Improvisation 11, 55, 56, 70, 71, 72, 96, 97, 109, 115, 117, 118, 122, 141, 145, 146
Improvisations-Beschreibung 117
Improvisationstechnik 66
improvisatorische Musiktherapie 141
improvisatorische Fähigkeiten 74
improvisierender Mensch 147
improvisierte Musik 65

Impulse 72
Index 87
Indikation 20
Individual-Therapie 69, 70
Individualität 122
Individuum 91
Industriegesellschaft 139, 146
Informationstheorie 41
Innen 107
innere Landschaft 142
innere Natur 120
innere Potentiale 120
innere Welt 78
innere Stärke 147
innere Vorstellungswelt 113
innere, persönliche Einstellungen 91
innerpsychische Erwartungshaltungen 52
innerpsychische Vorgänge 50
Institution 36, 139
institutionelle Umgebung 38
Integration 8, 65
Intensiv-Interview 118
Intentionalität 103, 105
Interaktion 83
Interaktionsform des Haltens 66
Interaktionsform des Spaltens 66
Interaktionsmuster 37
Interiorisationsphase 52
Intermusiktherapie 74
interpersonelle Prozesse 33
interpersoneller Kontext 102
interpersonelle Prozesse als "Spiele" 34
interpersonelle Interaktionsformen 72
Intersubjektivität 117
Intertherap 73
Intervalle 23
Intonation 131
intuitiv 74
Iso-Prinzip 30, 51, 80
Isopathisch 22

K
K-Gegenübertragung 66
kapitalistisches Weltbild 121
kartesianisches Denken 97
Kastrationskomplex 48
katathymes Bilderleben 52
Katharsis 64, 67, 70
kathartisch 140
kathartische Funktion 65
kathartisierende Aktivitäten 22
Kinder 49
Kinder-MusiktherapeutInnen 70
Kinderpsychiatrie 108
Klavier 66
Klientel 72

ANHANG 2 * SACHREGISTER

klinische Improvisation 108, 121, 136
klinische Improvisationstechniken 110
Körper 133, 142, 147
Körperarbeit 67
Körperbewegungen 84
körperliche Entspannung 67
Körpersäfte 39
kognitiv-verhaltenstherapeutisch 95
Kommunikation 19, 110
Kommunikationstheorie 44
Kommunikationsübungen 74
kommunikative Bedeutung von Musik 42
kommunikativer Charakter von Musik 130
kommunikative Möglichkeiten der Musik 66
Komponieren 56
Komposition 71, 122, 132
Kondensation 132
Konditionierung 79
Konfliktausdruck 76
Konflikte 64
konfliktfreie Ich-Sphäre 111
Kontakt 63
Konversionssymptome 55
Konzentrationsfähigkeit 84
Konzept des Unbewußten 107
Konzept von Bewußtsein 89
Konzept von Emotionen 127
Konzept von Musik 19, 39
kooperatives Verhalten 84
kosmisch 112
Kraft 116
kranke Institution 38
Krankenkassen-Abrechnungen 11
Krankheit 21, 18
Krankheit als Konflikt 21
Krankheitsbegriff 139
krankheitsfördernde Strukturen 139
Krankheitsgeschichten von Komponisten 56
Kränkung 56, 59
kreative Bewegungen 64
kreativer Prozeß 116
Kreativität 122
Kreativitätstheorie 63
Kultur- und Sprachcodes 133
kulturellen Werte 127
Kulturkreises 147
Kunst 56
Kunst als Ausdruck eines Transformationsvorganges von Trieben und Wünschen 49
Kunst als primäre sexuelle Energie 49
Künstlerbiografien 61
künstlerisches Niveau 73
Kunstwerke 47
Kunstwerke, Funktion von 53
Kunstwerken als Symbol bzw. Symptom 61

L

Langzeitstudien 32
Lautäußerungen 121
Lebensqualität 133
Lehrmusiktherapie 74
Leistungs-Anerkennungs-Spirale 59
Leistungsmotivation 85
Lernen am Modell 79, 80
Lernmotivation 84
Lernprogramme 78
Lernprozesse 42, 132
Lerntheoretiker 36
lerntheoretische Prinzipien 93
Lerntheorie 12, 44, 79, 88
Libido 49, 60, 104
Libido-Theorie 49, 50, 56, 68
logopädische Förderung 87
Logotherapie 107
Löschung 79

M

manipulierbar 140
Männer-Sprache 15
materialistische Auffassung 139
materialistische Sozialisationstheorie 70, 71
materialistisches Denken 68
mechanistische Auffassungen 38
mechanistisches Menschenbild 103
mechanistisch 22, 38, 68, 122
medizinisch orientierte Musiktherapie 137
medizinisch orientierte Musiktherapieforschung 140
Medizin 12, 14
medizinisches Modell 20, 22, 44
Melodieführung 50
Mensch, gesellschaftsdeterminiert 139
Mensch-Mitmensch 69
Mensch als ganzheitliches Wesen 102
Menschlichkeit 146
Meta 145
Meta-Kommunikation 34
metaphysisch 21, 130
Metasprache 11
metatheoretisches System 12
Methode 12
Mikrostrukturen 145

Mitbeteiligt-Sein des Musiktherapeuten 118
Miterleben musiktherapeutischer Interaktionen 146
Moll-Klänge 48
Mongoloide 86
Morphologie 72, 138
morphologisch 25
Morphologische Musiktherapie 8, 119
Morphologische Psychologie 118
Motivation 86
Motivationspsychologie 69
Music and Guided Imagery 113
Music Child 110
Musik als
 aktiver Ich-Vorgang 71
 akustischer Reiz 88
 Angstabwehr 65
 ästhetisches Phänomen 138
 Ausdruck unterschiedlichster Stimmungen 61
 bedingter Stimulus 85
 Belohnung 83
 Beziehungsobjekt 51
 codierter Klang 26
 Droge 88
 Ausdruckskanal 66
 externer Stimulus 60, 71
 Förderung emotionaler Ausdrucksfähigkeit 128
 gesellschaftsbedingte Institution 139
 Information oder "Botschaft" 42
 Kommunikation 117, 129
 Kunstform 74
 lebendige Sprache 96
 Lustbefriedigung 49
 Medium 19
 Mittel der Kommunikation 96
 Mittel zur Schaffung und Repräsentation neuer Kategorien 133
 Mittel der Sublimierung 75
 nonverbaler emotionaler Ausdruck 129, 131
 präsentative Symbolsprache 131
 Rettungsanker 72
 Schutzmaßnahme 54
 Sprache der Gefühle 129, 131
 Stimulierung sozialkommunikativer Fähigkeiten 128
 Stimulierung von Selbstreflektion 128
 symbolische Wunscherfüllung 65

* META-MUSIKTHERAPIE

Symbolismus von
  universellem Ausmaß 48
Therapeutikum 22
Trösterin 72
unabhängige Variable 78
unverwechselbarer Reiz 129
Übergangsobjekt 72
Vehikel zur Repräsentation
  herrschender Ideologien und
  kultureller Wertvor-
  stellungen 129
Verbesserung der
  Konzentration 128
Vehikel zur Selbst-
  Erkenntnis 133
vorübergehende Regression 71
Wachstumsprozeß 109
Werkzeug oder Medium 18
Musik, die bestimmte
  Erwartungen weckt 42
Musik, die Selbst-Ausdruck
  ermöglicht 110
Musik im täglichen Leben 21
Musik im Traum 54
Musik in der Regulation von
  Spannungszuständen 43
Musik, die Gelegenheiten
  für sozial akzeptierte
  Belohnung oder Versagung
  schafft 111
Musik, die das Selbstwertgefühl
  steigert 111
Musik und Atem 31
Musik und Emotion 53
Musik und Hirnfunktionen 41
Musik und Tanz 49
Musik, die kompensatorische
  Bemühungen bei Behinderten
  unterstützt 110
Musik-Kultur 21
Musik-Verhaltenstherapie 140
musikalisch-improvisatorische
  Interaktionsform 39
musikalisch-kreative Aktivitäten
  49
musikalische Aktivität als aktiver
  Ich-Vorgang 60
musikalische Bewegungen 60
musikalische Form 61
musikalische Parameter 129
musikalischer Raum 115, 116
musikalische Sozialisierung 139
musikalisches Zurückspiegeln 67
musikalisches "Kritzeln" 64
musikalische Kommunikation 121
musikalischer Ausdruck 117
musikalisches Code-Repertoir
  139
musikalische Codes 117
musikalischer Tagtraum 52

musikalische Identität 139
musikalische Ausdrucks-
  möglichkeiten 121
Musikalität 88
Musikanschauung 142
Musikdidaktik 85
Musikästhetik 21, 127, 128, 130
Musikauffassung 12
Musiker 56
Musikdidaktik 85
Musiker-Biografien 57
Musiker-Patienten 56
Musikerziehung 19, 21, 121
Musikhören 84
Musikinstrument 56
Musikkonzept 11
musikkultureller Hintergrund 117
Musikmalen 84, 85
musikpädagogische Programme
  83
Musikpsychologie 126, 128, 139
musiktherapeutische
  Improvisationen 63
musiktherapeutische Prozesse 12
musiktherapeutische
  Selbsterfahrung 73
Musiktherapeutische Umschau 8
Musiktherapie als
  autonomes Verfahren 13
  Familientherapie 70
  "Psychotechnik" 130
Musiktherapie und Institution 38
Musiktherapie-Schulen 128
Musiktherapie-Studiengänge 73
musiktherapiespezifische Inter-
  vention und Interaktion 133
Musikunterricht 59
Musikverhaltenstherapie 137
Musikverständnis 138
Musikwissenschaft 14, 57
Mutter-Kind-Dyade 63

N
nachvollziehbar 13
Nachvollziehbarkeit 12, 117, 145
Narzißmus 48
narzißtisch 49
narzißtische Perioden 49
National Association for
  Music Therapy 79
Natur 147
naturalistische Grundhaltung 137
naturheilkundliche
  Vorstellungen 23
naturwissenschaftliche Idealen 68
Naturwissenschaft 88, 101, 119
naturwissenschaftlich 10
negative Reinforcements 81
negative Verstärkung 86
Nervenbahnen 39

neurophysiologischen Theorien
  über Musik und Gehirnhälften
  137
neurotische Patienten 51
New Age 130, 141
Nicht-Sein 104
non-direktive Therapie 107
nonverbale Qualität von
  Musik 132
nonverbale Kommunikationsformen 127
Nordoff/Robbins-Musiktherapie
  9, 10
Norm 34

O
objektive Haltung 93
objektivierende Beobachtungsverfahren 116
Objektivität und Signifikanz 122
Objektliebe 49
ökologische Strukturen 147
ökologisch 146
ökonomische Strukturen 139
oligophren 86
ontologische Analyse 106
operantes Konditionieren 85
Orff-Schulwerk 81
ozeanisches Gefühl 60

P
Paradigma 13, 140, 141
Paradigmen-Wandel 13, 23, 24
Paradoxes 132
Parameter 129
passives Hören von Musik 49
Patterns 41
peak-experience 112
Person des Musiktherapeuten 88
persönliche und musikalische
  Vorgeschichte 58
persönliches Erleben 146
persönliches Wohlbefinden 18
Persönlichkeit des Untersuchers 88
Persönlichkeitsstörungen 32
PhänomenologInnen 90
Phänomenologie 105, 106
phänomenologische Beschreibung
  117
phänomenologische Methode 105
phänomenologisches Denken
  104, 115
Phantasiereise 113
pharmakologische Traditionen 39
philosophischer Dualismus 97
Physik 137
physikalische Theorien 68
Physikalismus 89
physiologische Reaktion(sweisen)
  30, 39, 43, 140

* ANHANG 2 * SACHREGISTER

physiologische Sensationen 52
politische Abstinenz 120
politische Entscheidungs ebenen 146
polygraphische Messung 39
polyklinische Versorgung 37
polysemisch 142
polysemische Aussage der Musik 138
Popularmusik 72
positivistisch 119, 120
positivistisches Wissenschaftideal 123, 137
positivistisches Wissenschaftsverständnis 23, 129
Potentiale 123
Präferenz-Test 83
prägenital-libidinöses Lustempfinden 60
prägenitale Phase 60
prähistorische Phasen der Menschheitsgeschichte 48
Präsenz 93
präventive Medizin 95
primäre Bedrohung 62
Primärprozeß 54
primärprozeßhaftes Denken 55, 131
Primat der Bedeutungsfülle 122
Prinzip der Verifikation 89, 129
Prinzip des klassischen Sonatensatzes 51
Problemlösungstechniken 64
Produktionsverhältnisse 146
Professionalisierung 21
progressive Entspannung 113
prophylaktische Wirkung 22
Prophylaxe 25, 139
psychedelic peak psychotherapy 112
Psychiatrie-Reform 37
psychische Energien 27
psychische Instanzen 62
Psychoakustik 25
Psychoanalyse 8, 12
Psychochirurgie 30
psychodynamisch 74
psychodynamische Bedeutung 50
psychogalvanischer Hautreflex 31
Psychologie 14
psychologische Phantasie 147
psychologische Wirkung von Musik 39
psychomechanisch 141
Psychopharmaka 30
psychosomatische Krankheitsbilder 67
psychosomatische PatientInnen 9

psychosomatisches Symptombild 56
Psychotherapie 18
psychotisch 35
psychotischer Schub 36
Pupillenreflexe 31
pythagoräisch 140
pythagoräisch Denken 21
pythagoräisches System 22
pythagoräisches Paradigma 138

Q
Qualifikationsniveau 9
Qualitäten 107
qualitative Methodik 118
Quantenmechanik 141

R
Raum-Zeit - Relationen 129
raumzeitliche Wahrnehmung 133
Realisierungsphase 52
rechtliche Belange 14
reduktionistisch 122
Referentialismus 53
Regression 60, 65, 71
regressiv 60
Regulative Musiktherapie 43, 51
reines Ego 105
Reiz-Reaktions-Schema 88
Religion 56
religiöse Vorstellungen 13
Renaissance 72
Reproduktion 145
Reservoir des Unbewußten 52
Responses 44, 110
retardiert 82, 85
Rhythmik 84
rhythmische Wiederholungen 50
Ritual 116
Rockmusik 132
Rolle 34
Rollenspiel 34, 44, 95
romantische Spannungsbögen 57
romantisches Musikkonzept 23

S
Schaukelbewegungen 85
Schimäre 22
schizophren 31, 34, 35
Schmerzempfinden 43
Schnecke 40
Schulen 8
Schulkinder 9
schulmedizinisches Prinzip 20
Schulmusik-Ausbildung 58
Schwerstbehinderte 83, 110
Schwerstbehinderung 88
Schwingungen 39
seelische Kränkungen 59

Sein 104
Seinsverständnis 106
sekundärprozeßhaftes Denken 55, 131
Selbst 92, 104, 110, 111
Selbst-Aktualisierung 120
Selbst-Akzeptanz 64
Selbst-Bild 111
Selbst-Täuschung 107
Selbst-Verdopplung 63
Selbst-Verwirklichung 69, 120, 122
Selbstbekräftigung 80
selbstbestimmt 103
Selbstentfremdung 104
Selbsterfahrung 9, 73, 74
Selbstkontrolltechniken 95
Selbstwahrnehmung 75
Selbstwertgefühl 109, 111
semantisch 63
semantische Aspekte der Improvisation 118
semiotisch 25
semiotische Terminologie 142
Sensibilisierung für akustische Reize 86
sharing 115
Signalfunktion 138
Singen 82, 83
somatisches Krankheitskonzept 33
somatische Medizin 18
Sonder- und Sozialpädagogik 18
sonderpädagogische Musikdidaktik 85
Sonderschule 88
Sound 132
soziale Akzeptanz 18
Sozialpädagogik 14
sozialphilosophische Konsequenzen 139
Sozialpsychologie 90
Sozialverhalten 83
sozialwissenschaftliche Methoden 85
soziologische Aspekte 20
Spannungsregulation 52
spekulative Ansätze 12
Spiel-Raum 130
Spielbewegung 57
Spielfeld 115, 116
spiritus animale 23
Spontanität 92, 93
Sport 56
Sprach- und Lernbehinderte 85
Sprache 132
Sprachentwicklung 84
sprachliche Kommunikation 41
sprachliche Leistungen 85

sprachlichen Qualitäten von
 Musik 130
sprachlose Musiktherapie 142
Sprachvermögen 147
Status 34
SterbepatientInnen 114
stereotype Verhaltensweisen 86
Stilformen der Musik 121
Stimulus, aversiver 85
Stimulus, bedingter 85
störende Verhaltensweisen 84
Streß 43
Strukturen in der musikalischen
 Improvisation 55
Subjekt-Objekt-Trennung 140
subjektive Wahrnehmung 118
subjektiver Idealismus 138
Subkulturen 132
sublimieren 63
Sublimierung 49, 59, 64, 71
Sublimierungs-Theorie 70
suggestiv bedingte Entspannung
 51
Suggestivphase 51
Supervision 37, 73, 74
Supervisionsgespräche 73
Supervisionsverfahren 73
Symbole, Gebrauch von 66
Symbolgeschehen 52
symbolischer Ausdruck 56
symbolische Form 54
symbolische Themen 56
Symbolsprache Musik 43
Symboltheorie 63, 71
Symptom für verdrängte
 Wünsche 60
Symptomverschiebung 94
synthetisch 70
systematische Desensibilisierung
 80
systematische Musikwissenschaft
 12
systemisches Denken 70
Systemtheorie 115

T
Tagesreste 52
Tagtraum 53
Tanz 56
Technologie der Musiktherapie 97
Temperamente 30, 39
tertiärprozeßhaftes Denken 55, 70
Thalamus 41
Thalamus-Theorie 33, 40
Thanatos 54
Theorie der Musiktherapie 145
Theorie vom Unbewußten 103
therapeutische Musik 39
therapeutische Ziele 19

therapeutischer Agent 126
therapeutisches Medium 128
Therapie 108
Therapieberuf 18
Tics 86
Tod 104
Token 80, 84
tonale Repräsentanzen 53
Tonhöhe 50
Tonsysteme 72
topographisch 62
Totemkult 48
Transfereffekte 85
Transformation 53
Transmissions-Modell 130
transzendentales Ego 105
transzendentale Erlebnisse 112
tranzendente Funktion 62
Traum 53
Traum-Theorie 52
Traumarbeit 53
Träumen 131, 132
Trauminhalt 53
Trennungs-Erlebnisse 59
Trennungs-Traumata 56
Triebenergie 49
Triebtheorie 54

U
Über-Ich 71, 111, 129
Über-Ich-Musik 62
Über-Ich-Spaltung 56
übersetzbar 127
Übersetzungsprobleme 142
Übertragung in Sprache 142
Übertragungssituation 66
Übezwang 59
Umsetzungsphase 51
Umweltbedingungen 139
Umwelteinflüsse 78
Umweltreize 80
unbewußte Inhalte von Musik 47
Unbewußtes 107
unbewußte Dynamik von Gruppe
 69
unbewußte Motive 36
universale Bedeutung von Musik
 127
Unterscheidung von
 Musiktherapie und
 Musikerziehung 19
Untersuchung der emotionalen
 Investition 66
Unterwerfung des Selbst 108
unwissenschaftlich 137
Urmenschen 48

V
Vehikel 66, 129
Verantwortlichkeit 92

Verdauungsvorgänge 31
verdrängtes Material 56
Vergessensrate 87
verhaltensauffällige Kinder 65
Verhaltensforschung 78
Verhaltensmodifikation 36, 78, 97
Verhaltenstherapie mit
 Musik 136
Verleugnung des Selbst 108
Verstärker-Funktion 129
Verstärker-Reiz 81
Verstärkerfunktion von Musik 81
Vibration des Universums 24
Vibrationen 26
Vieldeutigkeit 133
vitalistisch 23
Vorhersagbarkeit 96
vorwissenschaftliche
 Erklärungsversuche 22

W
Wachheit 102
Wachstumsbedürfnisse 37
Wachstumserfahrung 108
Wahl 92
wahres Selbst 92
Wahrnehmung 39
Wahrnehmungsvorgang 90
Welt 147
Welt- und Wissenschaftsbild 10
Weltanschauungen 24

3. PERSONENREGISTER

A
Allport 90
Altschuler 30, 33, 40
Ammon 55, 70
Aristoteles 22
Axline 108

B
Bach 50
Bachelard 48
Barett 86
Bateson 32, 34
Beethoven 49
Bergerhoff und Timmermann 95, 96
Berne 34
Binswanger 69, 106, 107
Bolay 21
Boller 18
Bonath und Bitcon 96
Bonny 113
Bonny und Pahnke 112
Boucourechliev 57
Boxberger 30, 79
Brentano 105
Bruscia 18
Buber 93, 104, 106
Bugenthal 102

C
Cannon and Bard 40
Carnap 89
Carroccio und Carrocio 87
Cassirer 63
Cooper 33, 119–120
Coriat 50

D
Decker-Voigt 37
Descartes 22
Dyreborg 31, 32

E
Eagle 31
Eisenhower 121
Ellis und Brighouse 31
Eschen 19, 52, 55, 67, 69, 70, 73, 74
Esterson 35
Eysenck 36

F
Farnsworth 48
Ferrara 117
Foucault 34
Frankl 107

Freud, A. 54, 70
Freud, S. 46–54, 60, 62, 68–69, 75, 104, 107, 111

G
Gaston 79, 110
Gaston und Eagle 112
Germaine 60
Gerwirtz 64, 65
Gissrau 15
Goffman 33, 36
Goldstein, Lingas und Sheafor 64
Gombrich 63
Graf 61
Gray 31
Green, Hoats und Hornick 85
Grootaers 118

H
Hanslick 128
Harrer 10
Hartmann 65, 70, 111
Haugsgjerd 34, 35
Haydn 50
Heidegger 104, 106, 120
Helmholtz 68
Henken 30
Hilgard 78
Hilgard und Atkinson 40
Husband 31
Husserl 104, 105

J
Jackson 58
Jensen 137
Johanson und Johanson 120
Johnsen und Philips 84
Jones 68
Jorgenson 86
Jorgenson und Parnell 83
Josef 85
Jourard 92, 93
Juhl 57
Jung 61, 67

K
Kenny 115, 116, 119
Kierkegaard 104
Klausmeier 57, 131
Koch 30
Kohut und Levarie 62
Krasner 93
Kris 63
Kuhn 23
Kümmel 23, 39

L
Laing 33, 35, 75
Laing und Esterson 33, 35
Langenberg 67
Langer 63, 72
Leibniz 90
Locke 90
Loos 67, 69
Lorenzer 63, 70

M
Madsen, C. K. 79
Madsen, Greer, Madsen 84
Mahns, B. 63, 67, 70
Mahns, W. 57, 63, 67, 70, 71, 72
Malcolm 89, 90
Marcel 104
Maslow 69, 112, 120, 121
May 69, 104, 106
McLaughlin 40–41
Meyer 42, 53
Michel 95
Michel und Martin 112
Möller 23
Montani 48
Moog 85
Mosonyi 53
Moustakas 108
Mozart 132
Munro 114, 115
Myschker 84

N
Nettle 49
Niedecken 63, 67, 70, 71
Nieman 72
Nitzschke 71
Nordoff und Robbins 9, 107–110, 141
Noy 46–62, 71
Nygaard-Pedersen 73

P
Palmowski 80
Pawlow 85
Pekrum 30
Perls, Hefferline und Goodman 102
Pfeifer 50, 53, 60
Pochat 62
Ponath und Bitcon 81
Popper 130
Priestley 54–55, 65–66, 70–73
Pythagoras 22, 128

META-MUSIKTHERAPIE

R
Racker 54
Rauhe 39, 43
Reik 47, 48, 49, 53
Rett 87
Rett und Wesecky 79, 86–89
Revers 39
Rieff 68
Riemer 53
Rogers 91
Roosewelt 121
Ruitenbeek 104, 106
Ruppenthal 64
Ruud 10, 117, 119

S
Sachs 46
Sadler 105
Salbers 118
Sartre 92, 104, 107, 114, 120, 121
Schäfer 65, 70
Scheff 33, 34
Schumacher 23
Schumann 57, 60, 70
Schütz 58
Schwabe 43, 51
Sears 31, 110
Severin 101
Shrift 30
Skinner 107
Slaughter 31
Spintge 43
Spitzer und Denzin 34
Steele 80, 81
Steele und Jorgenson 84
Stössel 30
Streich 54
Strobel und Huppmann 81, 86
Summer 113
Szasz 32, 33, 34

T
Taylor und Paperte 61, 70
Teichmann–Mackenroth 67
Tischler 85
Tolmein 15
Tranøy und Hellesnes 90
Trapp 63
Truman 121
Tüpker 8, 118

U
Ullman und Krasner 36, 79, 93, 94
Unkefer 31

V
Voigt 18
Vorel 70

W
Walker 83
Wallach und Greenberg 61
Wang 62
Wardle 73
Weber 50, 51, 118
Weidenfeller und Zimny 30–31
Wesecky 88
Weymann 118
Wieck 57
Willms 20, 43
Wilson 31
Wolpe 91, 92, 94
Wright 73
Wright und Priestley 65–66

4. ANGABEN ZU DEN AUTOREN

Wolfgang Mahns, geb. 1953 in Hamburg; Sonderpädagoge und Diplom-Musiktherapeut (Zusatzstudium Musiktherapie in Hamburg und Mentorenkurs in Herdecke (Ruhr). Studienrat und Musiktherapeut in der Beratungsabteilung einer Gesamtschule in Hamburg; Dozent für Musiktherapie an der Hochschule für Musik und Darstellende Kunst in Hamburg; Mitherausgeber der Reihe "Hamburger Jahrbuch zur Musiktherapie und intermodalen Medientherapie" (ERES).

Even Ruud, geb. 1947 in Oslo, Norwegen. Klavierpädagoge, Musikwissenschaftler und Musiktherapeut. Master of Music Therapy (Florida State University, USA) und Dr. phil. (Universität Oslo). Lektor am Institut für Musik und Theater (Universität Oslo) und Dozent für Musiktherapietheorie (Østlandets Musikkonservatorium, Oslo). Publikationen mehrerer Bücher über Musiktherapie, Musikpädagogik sowie Musik und Medien.